AS INTERFACES DA SEMIOLOGIA E PROPEDÊUTICA MÉDICA

RACIOCÍNIO CLÍNICO EMBASADO NA ANAMNESE E NO EXAME FÍSICO

São Paulo, 2020

AS INTERFACES DA SEMIOLOGIA E PROPEDÊUTICA MÉDICA
RACIOCÍNIO CLÍNICO EMBASADO NA ANAMNESE E NO EXAME FÍSICO

Editores

MARGARETE VILINS
EDSON VANDERLEI ZOMBINI
ISAAC JOSÉ FELIPPE CORRÊA NETO

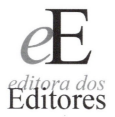
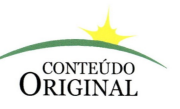

Produção editorial: Equipe Editora dos Editores

Revisão: Equipe Editora dos Editores

Diagramação: Equipe Editora dos Editores

Capa: Equipe Editora dos Editores

© 2019 Editora dos Editores

Todos os direitos reservados. Nenhuma parte deste livro poderá ser reproduzida, sejam quais forem os meios empregados, sem a permissão, por escrito, das editoras. Aos infratores aplicam-se as sanções previstas nos artigos 102, 104, 106 e 107 da Lei nº 9.610, de 19 de fevereiro de 1998.

ISBN: 978-85-85162-45-0

São Paulo: Rua Marquês de Itu, 408 - sala 104 – Centro.
(11) 2538-3117

Rio de Janeiro: Rua Visconde de Pirajá, 547 - sala 1121 – Ipanema.
www.editoradoseditores.com.br

Impresso no Brasil
Printed in Brazil
1ª impressão – 2019

Este livro foi criteriosamente selecionado e aprovado por um Editor científico da área em que se inclui. A Editora dos Editores assume o compromisso de delegar a decisão da publicação de seus livros a professores e formadores de opinião com notório saber em suas respectivas áreas de atuação profissional e acadêmica, sem a interferência de seus controladores e gestores, cujo objetivo é lhe entregar o melhor conteúdo para sua formação e atualização profissional.

Desejamos-lhe uma boa leitura!

Dados Internacionais de Catalogação na Publicação (CIP)
Angélica Ilacqua CRB-8/7057

As interfaces da semiologia e propedêutica médica : raciocínio clínico embasado na anamnese e no exame físico / editores Margarete Vilins, Edson Vanderlei Zombini, Isaac José Felippe Corrêa Neto.-- São Paulo : Editora dos Editores, 2020.
384 p.

Bibliografia
ISBN 978-85-85162-45-0

1. Semiologia medicina 2. Anamnese 3. Diagnóstico físico I. Vilins, Margarete I. Zombini, Edson Vanderlei III. Corrêa Neto, Isaac José Felippe

CDU 616-07

20-1400

Índices para catálogo sistemático:
1. Semiologia medicina

Autores

Margarete Vilins

Mestre em Doenças Infecto-Contagiosas pela Universidade Federal de São Paulo – UNIFESP.
Coordenadora da Disciplina de Semiologia e Propedêutica da Faculdade de Medicina Santa Marcelina.
Médica Especialista em Saúde Pública pela Faculdade de Saúde Pública da Universidade de São Paulo – USP.

Edson Vanderlei Zombini

Mestre e Doutor em Ciências pela Faculdade de Saúde Pública da Universidade de São Paulo – USP.
Professor da Disciplina de Semiologia e Propedêutica da Faculdade de Medicina Santa Marcelina.
Médico Especialista em Pediatria pela Sociedade Brasileira de Pediatria – SBP.

Isaac José Felippe Corrêa Neto

Mestre e Doutor em Ciências em Gastroenterologia pela Faculdade de Medicina da Universidade de São Paulo – FMUSP.
Professor das Disciplinas de Semiologia e Propedêutica e Cirurgia Geral da Faculdade de Medicina Santa Marcelina.
Médico Especialista em Coloproctologia pela Sociedade Brasileira de Coloproctologia – SBCP.

Colaboradores

ANA PAULA JAFET OURIVES

Mestre em Ciências pela Universidade Federal de São Paulo – UNIFESP. Médica Especialista em Infectologia pela UNIFESP. Professora da Disciplina de Semiologia e Propedêutica e da Disciplina de Doenças Infecciosas e Parasitárias da Faculdade de Medicina Santa Marcelina.

BEATRIZ FOGAROLLI AFONSO

Acadêmica de Medicina da Faculdade de Medicina Santa Marcelina. Monitora da Disciplina de Semiologia e Propedêutica da faculdade de Medicina Santa Marcelina no Ano de 2017.

CRISTIANE MARIA DA ROCHA

Mestre em Ciências pela Universidade Federal de São Paulo – UNIFESP. Médica Especialista em Neurologia Pediátrica pela Universidade Estadual de Campinas – UNICAMP. Professora e Assistente de Gestão do Curso de Medicina da Faculdade de Medicina Santa Marcelina.

CRISTINA MARTINS DOS REIS CARDOSO

Médica Especialista em Cardiologia pela Sociedade Brasileira de Cardiologia – SBC.Médica Assistente da Residência Médica em Cardiologia do Hospital Santa Marcelina. Professora da Disciplina de Cardiologia do Ciclo Clínico e da Disciplina de Semiologia e Propedêutica da Faculdade de Medicina Santa Marcelina.

JAMIL RIBEIRO CADE

Médico Cardiologista Intervencionista do Hospital Carlos Chagas e Cardiologista Clínico do Hospital Albert Einstein. Coordenador e Médico da Cardiologia Intervencionista do Hospital Santa Marcelina. Doutor (PhD) em Cardiologia pela Universidade Federal de São Paulo – UNIFESP. Professor da Disciplina de Semiologia e Propedêutica da Faculdade de Medicina Santa Marcelina.

JOSLAINE CARACAS

Enfermeira da Comissão de Controle de Infecção Hospitalar do Hospital Santa Marcelina.

JUNIOR COLOMBELLI SCHERNER

Médico Especialista em Medicina do Trabalho pela Associação Nacional de Medicina do Trabalho. Professor da Disciplina de Semiologia e Propedêutica da Faculdade de Medicina Santa Marcelina. Coordenador Nacional do Treinamento em Emergências Cardiovasculares Avançado – TECA A, pela Sociedade Brasileira de Cardiologia – SBC.

KLEBER PISSOLATTI PELLUCCI

Médico Especialista em Pneumologia pela Sociedade Brasileira de Pneumologia e Tisiologia – SBPT.Pós-graduado em Fisiologia Humana pela Faculdade de Medicina do ABC. Professor da Disciplina de Fisiologia, Pneumologia, Semiologia e Propedêutica da Faculdade de Medicina Santa Marcelina.

LAERCIO ROBLES

Mestre em Gastroenterologia Cirúrgica pelo Instituto Assistência Médica do Servidor Público Estadual de São Paulo. Supervisor do Departamento de Cirurgia do Hospital Santa Marcelina.Professor da Disciplina de Cirurgia da Faculdade de Medicina Santa Marcelina

LAIS LEIKO BATISTA AZUMA

Acadêmica de Medicina da Faculdade de Medicina Santa Marcelina. Monitora da Disciplina de Semiologia e Propedêutica da Faculdade de Medicina Santa Marcelina no Biênio 2015-2017.

LUIZ CLAUDIO LACERDA RODRIGUES

Mestre e Doutor em Medicina pela Universidade Federal de São Paulo – UNIFESP. Coordenador da Disciplina de Ortopedia e Traumatologia da Faculdade de Medicina Santa Marcelina. Médico Assistente do Grupo de Patologias da Coluna Vertebral do Departamento de Ortopedia e Traumatologia do Hospital Santa Marcelina.

LUIZ DALFIOR JUNIOR

Médico Especialista em Terapia Intensiva pela Sociedade Brasileira de Terapia Intensiva – SBTI. Médico Assistente da Unidade de Terapia Intensiva de AVC do Hospital Santa Marcelina. Professor da Disciplina de Medicina Baseada em Evidência da Faculdade de Medicina Santa Marcelina.

MARCELO CALIL BURIHAN

Médico Assistente da Residência Médica de Cirurgia Vascular do Hospital Santa Marcelina. Professor da Disciplina de Anatomia Descritiva/Topográfica e de Cirurgia Vascular da Faculdade de Medicina Santa Marcelina. Presidente da Sociedade Brasileira de Angiologia e Cirurgia Vascular.

Maria Sheila Rocha

Médica Especialista em Neurologia do Hospital Santa Marcelina. Doutora em Ciências pela Universidade Federal de São Paulo – UNIFESP. Professora da Disciplina de Neurologia da Faculdade de Medicina Santa Marcelina.

Marina de Assis Melero

Acadêmica de Medicina da Faculdade de Medicina Santa Marcelina. Monitora da Disciplina de Semiologia e Propedêutica da faculdade de Medicina Santa Marcelina no Ano de 2017.

Mário Mosca Neto

Professor da Disciplina de Semiologia e Propedêutica da Faculdade de Medicina Santa Marcelina. Professor da Disciplina de Geriatria da Faculdade de Medicina Santa Marcelina. Médico Especialista em Geriatria pela Sociedade Brasileira de Geriatria e Gerontologia – SBGG.

Martim Elviro de Medeiros Junior

Professor da Disciplina Medicina de Família e Comunidade e Coordenador do Internato em Atenção Primária à Saúde na Faculdade de Medicina Santa Marcelina. Membro da Diretoria da Sociedade Brasileira de Medicina de Família e Comunidade – SBMFC.

Monique Marie Marthe Bourget

Professora da Disciplina de Espiritualidade e Tanatologia I da Faculdade de Medicina Santa Marcelina. Membra do Núcleo Docente Estruturante da Faculdade de Medicina Santa Marcelina. Diretora Técnica do Hospital Santa Marcelina. Coordenadora da APS Santa Marcelina. Tutora do NAMASTÊ: Núcleo Acadêmico Interdisciplinar de Tanatologia e Espiritualidade da Faculdade de Medicina Santa Marcelina. Membro da Câmara Técnica de Medicina de Família e Comunidade – Conselho Regional de Medicina do Estado de São Paulo – CREMESP. Doutoranda do Departamento de Medicina Preventiva – Faculdade de Medicina da Universidade de São Paulo – FMUSP.

Paulo Celso Nogueira Fontão

Professor da Disciplina Medicina de Família e Comunidade e da Disciplina de Espiritualidade e Tanatologia II da Faculdade de Medicina Santa Marcelina. Coordenador do Programa de Residência Médica em Medicina de Família e Comunidade – Hospital Santa Marcelina. Membro da Câmara Técnica de Medicina de Família e Comunidade do Conselho Federal de Medicina – CFM. Tutor do NAMASTÊ: Núcleo Acadêmico Interdisciplinar de Tanatologia e Espiritualidade da Faculdade de Medicina Santa Marcelina.

PRISCILLA BATTISTON JUNQUEIRA MEIRELLES

Médica Especialista em Pediatria pela Sociedade Brasileira de Pediatria – SBP. Especialista em Oncologia Pediátrica pelo Hospital Santa Marcelina. Professora da Disciplina de Semiologia e Propedêutica da Faculdade de Medicina Santa Marcelina.

PRISCILLA YUN KIM

Acadêmica de Medicina da Faculdade de Medicina Santa Marcelina. Monitora da Disciplina de Semiologia e Propedêutica da faculdade de Medicina Santa Marcelina no Ano de 2017.

VALÉRIA CASELLA SPELTRI

Médica Especialista em Pediatria pela Sociedade Brasileira de Pediatria – SBP. Especialista em Nefrologia Pediátrica pelo Instituto da Criança da Faculdade de Medicina da Universidade de São Paulo – FMUSP. Professora da Disciplina de Pediatria da Faculdade de Medicina Santa Marcelina.

VANESSA LENTINI DA COSTA SPILLEIR

Médica Especialista em Infectologia pela Casa de Saúde Santa Marcelina. Professora da Disciplina de Semiologia e Propedêutica da Faculdade de Medicina Santa Marcelina. Médica Assistente de Infectologia do Ambulatório de Especialidade da Secretaria Municipal da Saúde de São Paulo.

VICTÓRIA VILINS E SILVA

Acadêmica de Medicina da Faculdade de Medicina Santa Marcelina.

Prefácio

Um dos grandes prazeres da vida é ser convidado por um grupo de amigos que nos dá, por reconhecimento, a oportunidade de estarmos presentes num dos mais importantes projetos de suas vidas, a construção de uma obra que registrará perenemente a compilação de conhecimentos adquiridos nas mais diversas bases de dados, aliados às próprias vivências, definindo perfis de informações que facilitem a aquisição da erudição aos estudantes de medicina e jovens médicos no exercício ético e comprometido das suas atividades.

Com um modelo facilitador que relaciona conceitos formais de Propedêutica e Semiologia às práticas diárias através de casos clínicos, observamos a estratégia perspicaz, inteligente e atenciosa dos autores na busca de meios de comunicação claros e diretos ao seu público-alvo através de uma ferramenta tradicional, o livro.

Demonstram de forma inquestionável a importância do conhecimento apresentado para a vida cotidiana do médico, evidenciando de maneira concreta a necessidade do domínio pleno dos saberes que os tornarão aptos a estabelecerem relações médico-paciente, permitindo auxiliá-los na elaboração de raciocínio clínico e efetiva finalização do diagnóstico.

Nessa obra, recheada de informações científicas guiadas pelas melhores evidências, identificamos a vontade e o empenho dos idealizadores em modificar o cenário de formação para além dos conteúdos que nortearão suas habilidades e competências. Há o olhar amoroso e familiar de profissionais que almejam a conscientização do ser médico como instrumento transformador da sociedade, subsidiado pela segurança gerada na sua capacitação profissional, no aspecto mais holístico que possam proporcionar. Pessoas capazes de ouvir com atenção, sentir com compaixão e favorecer a vida com menor sofrimento.

Estabelecer relações interpessoais, facilitar a comunicação, perceber com atenção além dos fatos tangíveis, olhar e enxergar, desenvolver um ambiente de confiança para alguém que não os conhece com profundidade e compartilhar suas privacidades pelo fato de serem médicos. Permitir o toque necessário ao esclarecimento de hipóteses requer treinamento maior que apenas o conhecimento técnico, atitude ética, segura e respeitosa.

Propedêutica, ensinamentos preparatórios, Semiologia, meio ou modo de examinar um paciente. Alicerce da construção da carreira médica, essa obra literária reúne princípios indispensáveis ao ato médico que, em analogia ao currículo oculto, pode ser percebida com propriedade pelo cuidado com que foi tratada, e anseia como resultado o desenvolvimento do conhecimento científico estruturado, aplicado ao "ser humano".

Pedro Felix Vital Junior

Sumário

Introdução, *1*

SEÇÃO 1 – AS INTERFACES DA COMUNICAÇÃO, HUMANIZAÇÃO E RELAÇÃO MÉDICO-PACIENTE

CAPÍTULO 1
Humanização na Atenção à Saúde, *5*
Margarete Vilins

CAPÍTULO 2
Importância da Relação Médico-Paciente, *9*
Margarete Vilins
Priscilla Yun Kim

CAPÍTULO 3
Importância da Anamnese e do Exame Físico, *13*
Edson Vanderlei Zombini

SEÇÃO 2 – ANAMNESE E EXAME FÍSICO NA CONSTRUÇÃO DO RACIOCÍNIO CLÍNICO

CAPÍTULO 4
Elaboração da Anamnese, *19*
Margarete Vilins
Isaac José Felippe Corrêa Neto
Edson Vanderlei Zombini

CAPÍTULO 5
Elaboração do Exame Físico, *29*
Margarete Vilins
Isaac José Felippe Corrêa Neto
Edson Vanderlei Zombini

CAPÍTULO 6
Estrutura da Anamnese e Roteiro do Exame Físico, *59*
Margarete Vilins
Edson Vanderlei Zombini
Isaac José Felippe Corrêa Neto

CAPÍTULO 7
A importância do Raciocínio Clinico, *63*
Margarete Vilins
Beatriz Fogarolli Afonso

SEÇÃO 3 — PARTICULARIDADES DA SEMIOLOGIA DA CRIANÇA, DO IDOSO E NA ATENÇÃO BÁSICA. ESPIRITUALIDADE NA ASSISTÊNCIA À SAÚDE SEGURANÇA DO PACIENTE

CAPÍTULO 8
Particularidades da Anamnese Pediátrica, *71*
Priscilla Battiston Junqueira Meirelles
Edson Vanderlei Zombini

CAPÍTULO 9
Semiologia do Idoso, *85*
Mário Mosca Neto

CAPÍTULO 10
A Semiologia na Perspectiva da Atenção Primária à Saúde, *95*
Monique Marie Marthe Bourget
Martim Elviro de Medeiros Junior
Paulo Celso Nogueira Fontão

CAPÍTULO 11
Anamnese Espiritual, *101*
Monique Marie Marthe Bourget
Martim Elviro de Medeiros Junior
Paulo Celso Nogueira Fontão

CAPÍTULO 12
Cuidados Especiais e Segurança do Paciente, *107*
Margarete Vilins
Joslaine Caracas
Victória Vilins e Silva

SEÇÃO 4 – SINAIS E SINTOMAS MAIS COMUNS E DETALHES DA SEMIOLOGIA DE APARELHOS E SISTEMAS APLICADOS EM CASOS CLÍNICOS

CAPÍTULO 13
Icterícia, *117*
Junior Colombelli Scherner

CAPÍTULO 14
Dor, *121*
Cristiane Maria da Rocha

CAPÍTULO 15
Dispneia, *129*
Kleber Pissolatti Pellucci

CAPÍTULO 16
Febre, *137*
Edson Vanderlei Zombini
Valéria Casella Speltri
Lais Leiko Batista Azuma

CAPÍTULO 17
Cianose, *147*
Jamil Ribeiro Cade

CAPÍTULO 18
Palidez, *155*
Edson Vanderlei Zombini

CAPÍTULO 19
Edema, *159*
Jamil Ribeiro Cade

CAPÍTULO 20
Perda Ponderal – Síndrome Consumptiva, *167*
Margarete Vilins

CAPÍTULO 21
Perda da Memória e Sonolência, *177*
Mário Mosca Neto

XVI

SEÇÃO 4 – DETALHES DA SEMIOLOGIA DE ALGUNS APARELHOS E SISTEMAS
Aqui serão abordadas particularidades da semiologia de alguns aparelhos e sistemas, seguidas de casos clínicos ilustrativos

CAPÍTULO 22
Semiologia de Pele e Fâneros, *185*
Ana Paula Jafet Ourives

CAPÍTULO 23
Semiologia da Cabeça e do Pescoço, *199*
Vanessa Lentini da Costa Spilleir

CAPÍTULO 24
Semiologia do Aparelho Respiratório, *209*
Kleber Pissolatti Pellucci

CAPÍTULO 25
Semiologia do Aparelho cardiovascular, *217*
Cristina Martins dos Reis Cardoso

CAPÍTULO 26
Semiologia do Abdome, *229*
Isaac José Felippe Corrêa Neto
Marina de Assis Melero

CAPÍTULO 27
Semiologia de Membros e Coluna, *233*
Edson Vanderlei Zombini
Luiz Claudio Lacerda Rodrigues

CAPÍTULO 28
Semiologia Neurológica, *251*
Luiz Dalfior Junior
Maria Sheila Rocha

CAPÍTULO 29
Semiologia Proctológica, *265*
Laercio Robles

CAPÍTULO 30
Semiologia do Sistema Vascular Periférico, *275*
Marcelo Calil Burihan

Glossário, *283*

Índice Remissivo, *286*

Introdução

Esse material educativo é voltado ao desenvolvimento do raciocínio clínico de estudantes de medicina a partir de dados coletados da anamnese e do exame físico do paciente.

Foi elaborado em quatro seções, na primeira são desenvolvidos temas abordando a humanização na atenção à saúde, o relacionamento médico-paciente, a importância da anamnese e do exame físico na prática médica. Na segunda seção são apresentados detalhes da anamnese e do exame físico com roteiros ressaltando elementos importantes da semiologia que, relacionados aos conhecimentos de anatomia e fisiologia, são fundamentais para o desenvolvimento do raciocínio clínico na construção dos diagnósticos sindrômico e anatômico. Na terceira seção, particularidades da anamnese da criança, do idoso, na atenção básica e os cuidados necessários para a segurança do paciente, além da valorização da espiritualidade na assistência à saúde de cada indivíduo. E, finalmente, na quarta seção são descritos sinais e sintomas mais comuns e detalhes da semiologia de aparelhos e sistemas, seguidos de casos clínicos representativos.

Além de incentivar o raciocínio clínico, é motivador da procura do conhecimento científico na aquisição de poder técnico para a atenção integral ao indivíduo assistido, contribuindo assim na formação do médico generalista.

Partindo da premissa que as doenças cursam com sinais e sintomas relacionados entre si, por uma particularidade anatômica e fisiopatológica, é possível elaborar diagnósticos sindrômicos e anatômicos, na maioria das vezes, a partir da obtenção de informações sobre os sintomas do paciente (anamnese) e da observação dos sinais por meio de manobras semiológicas (exame físico). Isso, além de favorecer a adequada relação médico-paciente e poupar recursos laboratoriais desnecessários, garante a precocidade do diagnóstico e a tomada de conduta (propedêutica), evitando-se, assim, sofrimento desnecessário.

Portanto, é possível a construção de diagnósticos apoiados por um adequado raciocínio clínico a partir de dados obtidos na anamnese e no exame físico, uma atividade fundamental da prática médica. Além do que, o resultado final do desempenho profissional poderá ser prejudicado se houver deficiência dessa habilidade no seu processo de formação.

Dessa forma, a arte da medicina consiste na habilidade de realização de uma boa entrevista médica e um exame físico minucioso, elementos fundamentais na elaboração de um diagnóstico adequado. É isso que se espera da graduação de um estudante de medicina!

Os autores

SEÇÃO 1

INTERFACES DA COMUNICAÇÃO, HUMANIZAÇÃO E RELAÇÃO MÉDICO-PACIENTE

CAPÍTULO **1**

Humanização na Atenção à Saúde

Margarete Vilins

Medicina é uma atividade exercida por seres humanos em seus semelhantes. Então, por quê humanizar? Não seria óbvio manter o respeito e a dignidade do ser humano, obedecendo aos fundamentos da ética médica? Seria. Porém, isso está sendo perdido. A medicina seguiu um rumo mais técnico, deixando de lado sua arte intrínseca, a relação humana. Cada vez mais o jovem médico é exposto à alta tecnologia e menos ao lado humanístico e filosófico da medicina.

Vivemos tempos de grande avanço tecnológico e, com todas as vantagens da globalização, verifica-se o distanciamento entre as pessoas. Assim como em nossa vida particular, esse distanciamento ocorre no campo profissional e também nos consultórios e hospitais, onde médicos e pacientes dão lugar a números, exames e diagnósticos tornaram-se códigos, e a comunicação perdeu sua essência.

Aquele médico da família que acompanhava todos os seus integrantes ao longo de suas vidas está cada vez mais escasso. Hoje temos um estranho avaliando outro estranho, em apenas alguns minutos de curto diálogo, e provavelmente nunca mais se encontrarão.

O tema humanização da Medicina não é algo novo, mas sim uma preocupação sempre presente nos acadêmicos, que comentam acerca do equilíbrio das duas facetas da Medicina, ou seja, ciência e arte.

Os vertiginosos avanços científicos requerem, para manter esse equilíbrio, uma ampliação do âmbito do humanismo proporcional ao progresso técnico. Quando essa atualização moderna do humanismo não acontece, o resultado é profissionais formados tecnicamente, mas com sérias deficiências no relacionamento e na integração com o ser humano, disformes, com "hipertrofia científica" e "atrofia humanitária", que podem não ser capazes de inspirar confiança ao paciente.

Como resolver este dilema? Ou melhor: como resolvê-lo de modo sustentável e instalar um processo sólido de volta ao humanismo médico? Afinal, como formar este profissional do qual precisamos? Na verdade, a questão é vital, porque se trata de resgatar a essência do ser médico.

Humanizar o médico é no fundo um contrassenso, já que deve ser inato à profissão que trabalha com aspectos sociais, psicológicos e físicos, necessitando que se utilize a sensibilidade na obtenção da anamnese e ao se considerar o paciente de forma holística.

O uso da humanização na Medicina supõe um particular conceito de educação médica que o paciente deseja, centrada na individualidade do mesmo. Um médico com conhecimentos técnicos e científicos, porém, que mantenha sua essência de ser humano, ou seja, educado, esclarecedor de possíveis dúvidas do paciente e de seus familiares, explicando a sua doença e seu tratamento, amparando-os no sofrimento.

O uso da humanização na Medicina supõe um particular conceito de educação médica que o paciente deseja, centrada na individualidade do mesmo. Um médico com conhecimentos técnicos e científicos, porém, que mantenha sua essência de ser humano, ou seja, educado, esclarecedor de possíveis dúvidas do paciente e de seus familiares, explicando a sua doença e seu tratamento, amparando-os no sofrimento.

Para tanto, dentre outras, é necessária uma atitude reflexiva do médico e um desejo contínuo de aprendizado ao longo de sua carreira profissional, na compreensão das emoções humanas e das atitudes do paciente perante a doença, aspectos da vida e emoções alheias que contribuem com o ato do cuidar.

A educação médica deverá contribuir para a construção das qualidades inerentes a uma relação médico-paciente humanizada. É tempo de recuperar nossas raízes, resgatar a adequada relação médico-paciente com respeito mútuo, atenção e dedicação ao paciente, sem abrir mão de toda a modernidade tecnológica que ambas as partes têm direito ao acesso.

Bibliografia consultada

- Caprara A, Franco ALS. A relação médico paciente: para uma humanização da prática médica. Cad Saúde Pública [periódico na Internet]. Jul/Set 1999;15(3):647-654. Disponível em: <http://www.scielo.br/pdf/csp/v15n3/0505.pdf>. Acessado em: 04 nov. 2010.
- Donne J. Meditation 17: devotions upon emergent occasions. In: Alford H, ed. The Works of John Donne, v. III. [Tradução livre]. London: John W. Parker; 1839. p. 574-5.
- Fernades JCL. A quem interessa a relação médico-paciente? Cad Saúde Pública [periódico na Internet]. Jan/Mar 1993;9(1):21-27 Disponível em: <http://www.scielosp.org/scielo.php?pid=S0102-311X1993000100003&script=sci_arttext&tlng=pt>. Acessado em: 09 nov. 2010.

- François A. Cuidar: um documentário sobre a medicina humanizada no Brasil. São Paulo: Ed. do Autor; 2006.
- Goldin JR, Franciscone CF. Modelos de relação médico-paciente [homepage na Internet]. [Atualizada em 07 set. 1999]. Disponível em: <http://www.ufrgs.br/bioetica/relacao.htm>. Acessado em: 04 nov. 2010.
- Grinberg M, Lopes ASSA. O educador da beira do leito e a residência médica. [homepage na Internet]. Disponível em: <http://www.hcnet.usp.br/adm/dc/cobi/artigo/artigo15.pdf>. Acessado em: 04 nov. 2010
- Kezen S. Ser humano. P@rtes, a sua revista virtual. 2004;48:5.
- Os caminhos da educação médica. Rev Assoc Med Bras [periódico na Internet]. Jul/Set 2004;50(3):229-51. Disponível em: <http://www.scielo.br/scielo.php?script=sci_arttext&pid=S0104-42302004000300001>. Acessado em: 04 nov. 2010.
- Sucupira AC. A importância do ensino da relação médico-paciente e das habilidades de comunicação na formação do profissional de saúde. Interface (Botucatu) [periódico na Internet]. Set/Dez 2007;11(23):624-627. Disponível em: <http://www.scielo.br/scielo.php?pid=S1414-32832007000300016&script=sci_arttext&tlng=%5D>. Acessado em: 04 nov. 2010.

CAPÍTULO 2

Importância da Relação Médico-Paciente

Margarete Vilins • Priscilla Yun Kim

O homem é um ser social, não uma ilha. Este conceito nada tem de novo e foi magistralmente desenvolvido no século XVI pelo poeta inglês John Donne: "Nenhum homem é uma ilha, isolado em si mesmo. Todo homem é um pedaço do continente, uma parte do total. Se um torrão do solo for levado pelo mar, a Europa fica diminuída, como ficaria um promontório, ou o solar dos teus amigos, ou o teu próprio. A morte de qualquer homem me diminui, porque sou parte da humanidade. E, por isso, não me perguntes por quem os sinos dobram – eles dobram por ti".

O texto ganhou evidência depois que o escritor Ernest Hemingway o reproduziu no romance "Por quem os sinos dobram". Conforme a interpretação de Kezen (2004), Hemingway mostra que a perda de um ser humano é também a nossa perda e a morte de uma pessoa é a nossa própria morte.

Isso nos faz refletir a importância da inter-relação entre os seres humanos, em especial da relação médico-paciente.

Relação Médico-Paciente

A relação do médico com o seu paciente é um processo de construção espontânea mediado pela comunicação, ou seja, depende da habilidade desse profissional de adequar-se às características subjetivas de cada paciente, resultando assim no êxito do seu trabalho.

É, por excelência, uma relação humana cuja prioridade é a promoção da saúde. Caracteriza-se por um momento dramático, rico e denso no contexto social, em que a aplicação de técnicas, conhecimentos e habilidades pelo médico, como profissional provedor de saúde, venha favorecer o seu semelhante e, sempre, em prol do bem (beneficência). Considerado como bem fazer ao próximo o que dele se espera receber, ou seja, a empatia.

Quando olhamos para trás, em um passado não muito distante, lembramo-nos da existência de uma relação muito forte entre o médico, o paciente e os seus familiares. Daquele médico da família, que acompanhava todos os seus integrantes ao longo da vida, que atualmente restam pouquíssimos.

Infelizmente, com o avanço da tecnologia, alguns profissionais médicos passaram a admitir que métodos diagnósticos complexos substituiriam a sua atuação autônoma. Qual a necessidade de conversar com o paciente quando é possível inseri-lo em uma máquina e enxergá-lo por dentro? Com isso perdeu-se a essência da relação médico-paciente, que é a comunicação. Esta constitui-se em ferramenta importante da prática médica pois, quando bem utilizada, além de favorecer os processos diagnósticos, humaniza a relação.

Para a boa prática clínica é essencial a relação médico-paciente, a qual deve ocorrer em ambiente de confiança mútua e de compreensão entre aquele que procura auxílio e o profissional capacitado para prover esse subsídio. Favorece a coleta de um maior número possível de informações relevantes sobre o doente e sua doença, possibilitando o raciocínio clínico para a elaboração do diagnóstico mais provável e a escolha da intervenção terapêutica mais adequada, respeitando a autonomia do paciente, com valorização do seu conhecimento prévio e de sua experiência de vida.

O resgate da medicina que valoriza o ser humano, sem desconsiderar a tecnologia, torna-se cada vez mais necessário para a qualificação científica, humana e social dessa profissão.

Faz-se necessário o olhar para o paciente de forma integral, considerando o seu aspecto físico e psicológico inserido em um contexto socioeconômico, educacional, cultural e ambiental.

Modelos de Relação Médico-Paciente

Em 1972 o professor Robert Veatch, do Instituto Kennedy de Ética da Universidade Georgetown, definiu quatro modelos de relação médico-paciente:

Modelo sacerdotal	• O mais arcaico, propõe a completa submissão do paciente ao médico, sem valorizar a cultura e opinião do paciente; há pouco envolvimento (relação) entre os sujeitos e a decisão é tomada somente pelo médico em nome da beneficência.
Modelo engenheiro	• O inverso do sacerdotal. Nele o médico tem a função de informar e executar procedimentos. A decisão é inteiramente tomada pelo paciente. Nesse modelo o médico tem uma atitude de acomodação e envolvimento ("lava as suas mãos").

Modelo colegial	• Alto envolvimento entre o profissional e o doente. O poder de decisão é compartilhado de forma igualitária através de uma negociação e não há relação de superioridade/inferioridade.
Modelo contractualista	• O mais adequado; aqui o conhecimento e as habilidades do médico são valorizados, preservando sua autoridade. Há uma participação ativa tanto do paciente quanto do médico na tomada de decisões em um processo de envolvimento e responsabilização de ambas as partes.

Informação e Autonomia do Paciente

Um dos aspectos relevantes da relação médico-paciente é a informação. Esta possibilita ao paciente conhecer aspectos do seu processo de saúde e adoecimento, garante a participação no seu tratamento e a autonomia necessária para a tomada de decisões.

Com a propagação dos meios de comunicação em massa, a informação, às vezes em fontes duvidosas, tornou-se cada vez mais acessível a todos. Essa busca eventualmente pode aumentar a ansiedade do paciente e de seus familiares, culminando em conflito na relação médico-paciente. Cabe ao médico, por meio do diálogo, utilizando de seu conhecimento, o esclarecimento de possíveis dúvidas.

A informação, de forma clara e compreensível, é um direito do paciente, personaliza e humaniza o atendimento.

Considerações sobre Comunicação Médico-Paciente e Registro Clínico

O registro clínico não equivale a diálogo médico-paciente. Constitui-se na totalidade das informações que, mantidas em arquivo, podem a qualquer momento ser consultadas, fornecendo ao médico um retrato evolutivo de uma patologia e das condutas adotadas.

Deve ser redigido de uma forma lógica que permita que as informações nele contidas ofereçam flagrantes amplos e rápidos da situação do doente.

O registro clínico é um informante valioso do médico e da equipe de saúde na medida em que se torna objeto de interesse de um grupo de pessoas empenhadas na ação de saúde. Além disso, oferece os indispensáveis subsídios às pesquisas e as generalizações clínicas fundamentais à simplificação do raciocínio diagnóstico.

Claro está que a técnica do registro clínico não pode se superpor à do diálogo médico com o seu paciente, não se pode exigir que o doente preste informações na sequência exigida pelo registro.

No entanto, é exatamente isso que na prática costuma ocorrer, impõe-se ao doente que fale numa sequência preestabelecida. Há, inclusive, quem ofereça ao doente um papel de registro para que preencha, como se fosse uma espécie de declaração fiscal. A principal crítica não é dirigida à técnica de perguntar, mas ao diálogo estereotipado. Pode-se claramente perceber que a estereotipia imposta pelas anamneses dirigidas é o resultado de construções defensivas ao relacionamento clínico, quando o paciente é percebido como objeto e assim reduzindo-se a um mínimo o campo de interação humana.

Finalizando, a relação médico-paciente é um processo complexo que demanda esforço de ambas as partes. Ela é importante na prática clínica e na saúde pública, pois ao mesmo tempo que é favorecedora da obtenção de dados da história clínica e da realização do exame físico para a elaboração do diagnóstico e instituição de uma terapêutica adequada, evita gastos com o uso de exames subsidiários, muitas vezes desnecessários

Essa interação, quando bem estabelecida, humaniza o atendimento, aliando a tecnologia ao cuidado.

Bibliografia consultada

- Caprara A, Franco ALS. A relação médico paciente: para uma humanização da prática médica. Cad Saúde Pública [periódico na Internet]. Jul/Set 1999;15(3):647-654. Disponível em: <http://www.scielo.br/pdf/csp/v15n3/0505.pdf>. Acessado em: 04 nov. 2010.
- Donne J. Meditation 17: devotions upon emergent occasions. In: Alford H, editor. The Works of John Donne, v. III. London: John W. Parker; 1839. p. 574-5. [Tradução livre].
- Fernades JCL. A quem interessa a relação médico-paciente? Cad Saúde Pública [periódico na Internet]. Jan/Mar 1993;9(1):21-27 Disponível em: <://www.scielosp.org/scielo.php?pid=S0102-311X1993000100003&script=sci_arttext&tlng=pt>. Acessado em: 09 nov. 2010.
- François A. Cuidar: um documentário sobre a medicina humanizada no Brasil. São Paulo: Ed. do Autor; 2006.
- Goldin JR, Franciscone CF. Modelos de relação médico-paciente [homepage na Internet]. [Atualizada em 07 Set 1999].Disponível em: <http://www.ufrgs.br/bioetica/relacao.htm>. Acessado em: 04 Nov. 2010.
- Grinberg M, Lopes ASSA. O educador da beira do leito e a residência médica. [homepage na Internet]. Disponível em: <http://www.hcnet.usp.br/adm/dc/cobi/artigo/artigo15.pdf>. Acessado em: 04 nov. 2010.
- Kezen S. Ser humano. P@rtes, a sua revista virtual. 2004;48:5.
- Os caminhos da educação médica. Rev Assoc Med Bras [periódico na Internet]. 2004 Jul/Set 2004;50(3):229-51. Disponível em: <http://www.scielo.br/scielo.php?script=sci_arttext&pid=S0104-42302004000300001>. Acessado em: 04 nov. 2010.
- Sucupira AC. A importância do ensino da relação médico-paciente e das habilidades de comunicação na formação do profissional de saúde. Interface (Botucatu) [periódico na Internet]. Set/Dez 2007;11(23):624-627. Disponível em: <http://www.scielo.br/scielo.php?pid=S1414-32832007000300016&script=sci_arttext&tlng=%5D>. Acessado em: 04 nov. 2010.

CAPÍTULO **3**

Importância da Anamnese e do Exame Físico

Edson Vanderlei Zombini

A semiologia é a arte de extrair informações do paciente e de familiares, de relevância médica, que permitam a formulação do diagnóstico e elaboração de um plano terapêutico através do uso da anamnese e do exame físico.

A anamnese constitui-se em ferramenta fundamental na prática médica. Nenhuma das tecnologias mais avançadas é capaz de substituí-la.

A história clínica, quando bem realizada, fornece informações suficientes para a elaboração do diagnóstico, antes mesmo da realização do exame físico, poupando-se assim tempo na conduta e gastos com exames subsidiários desnecessários.

Permite o desenvolvimento de atributos ao estudante de medicina que favorecem a relação médico-paciente, tais como: atenção ao paciente de forma integral; não discriminação; respeito à fragilidade e sensibilidade da pessoa doente; interesse em aliviar o sofrimento do paciente e de seus familiares.

Possibilita a escuta do paciente, de suas necessidades, desejos, medos e ansiedades. Para tanto, é necessário dedicação e tempo adequado para a qualificação da anamnese.

É uma entrevista que exige cooperação, atenção e cuidado do médico para conhecer o indivíduo como pessoa e focar naquilo que deseja extrair do discurso do paciente.

Inicia-se no estabelecimento de uma relação cordial a partir de um cumprimento adequado. O médico, com o olhar sempre direcionado, deve ter cuidado ao falar e principalmente ao ouvir, demonstrando a todo momento dedicação e interesse no paciente. Assim, o mesmo se sentirá mais confortável e confiante no profissional que o assiste.

Certamente se o paciente não tiver uma boa relação com o seu médico, se não sentir confiança nele, poderá omitir informações ou mesmo mentir, causando erro na formulação diagnóstica. Quanto mais o paciente relatar o seu problema, mais precisa será a anamnese.

Além da anamnese, o reconhecimento dos sinais clínicos a partir da técnica de exame adequada, valendo-se da inspeção, palpação, percussão e ausculta, contribui para orientar o diagnóstico. Permite uma avaliação global do paciente no sentido de prevenção e promoção da saúde, estreitando a relação médico-paciente e possibilita, também, quantificar e estratificar a gravidade da patologia do paciente.

Dessa forma, o exame físico detalhado é importante na complementação da anamnese para conduzir o raciocínio clínico na elaboração de um diagnóstico correto.

Para tanto, é necessário um ambiente tranquilo que permita manter a privacidade do corpo do paciente. Além disso, o médico deverá sempre higienizar adequadamente as mãos antes e após a realização do exame físico de cada paciente e utilizar equipamentos de proteção individual, luva, avental e máscara, quando a situação requerer.

As manobras deverão ser realizadas com delicadeza, antecedida sempre de esclarecimento e consentimento para a sua execução, assim o paciente se sentirá mais confortável e menos ansioso. Além disso, a colaboração do paciente é fundamental nessa etapa, sendo necessário utilizar uma linguagem que ele entenda e um tom de voz não intimidante.

Na abordagem do paciente o médico se posicionará, preferencialmente, do lado direito do mesmo, facilitando assim a realização das manobras durante o exame físico.

É necessária a sistematização do exame clínico, evitando-se assim o desgaste físico do paciente, particularmente das crianças, dos idosos e daqueles com sintoma de dor. Deve-se fazer todos os procedimentos possíveis em cada sistema avaliado, de preferência em uma sequência cefalocaudal, ou seja, com uma organização a fim de se evitar mudanças excessivas de decúbito e com obtenção do maior número de informações possíveis durante a execução de manobras, seja à inspeção, palpação, ausculta ou percussão.

É importante lembrar de que a comunicação verbal, expressa no diálogo, e a não verbal, expressa nos sinais corporais emitidos pelo paciente, bem como a realização do exame físico detalhado, além de fornecerem elementos essenciais para a análise do estado de saúde dos pacientes, são terapêuticas em si mesmas, uma vez que muitos se sentem "curados" somente na atenção dispensada a eles.

Bibliografia consultada

- Benseñor IM. Anamnese, exame clínico e exames complementares como testes diagnósticos. Rev Med (São Paulo). 2013;92(4):236-41.
- Celmo CP. O Outro Lado do Exame Clínico na Medicina Moderna. Arq Bras Cardiol. 2006;87:124-128.
- Gosseman S, Stoll C. O ensino-aprendizagem da relação médico-paciente: estudo de caso com estudantes do último semestre do curso de medicina. Revista Brasileira de Educação Médica. 2008;32(3):301-08.
- Pedroso JL. A importância do raciocínio clínico e do diagnóstico diferencial. Revista APS. 2005;8(2):199-206.
- Porto CC, Porto AL. Semiologia médica. 7ª ed. Rio de Janeiro: Guanabara Koogan, 2014.
- Ribeiro MMF, Amaral CFS. Medicina centrada no paciente e ensino médico: a importância do cuidado com a pessoa e o poder médico. Rev Bras Educação Médica. 2008;32(1):90-97.
- Silva GAR. O processo de tomada de decisão na prática clínica: a medicina como estado da arte. Rev Bras Clín Med. 2013;11(1):75-9.
- Soares MOM, Higal EFR, Passos AHR, et al. Reflexões contemporâneas sobre anamnese na visão do estudante de medicina. Revista Brasileira de Educação Médica. 2014;38(3):314-322.
- Suguimatsu LCF, Campos LFLCM, Geara LFM, et al. A arte de ouvir o paciente. Rev Med Res. 2012;14(4):256-259.
- Votre SJ, Rosa MC, Salis LHA, Carvalho DM, Souza e Silva NA. Pergunte de mais de uma maneira: alternativas para aumentar a eficácia da anamnese. Revista Brasileira de Educação Médica. 2009;33(4):647-656.

SEÇÃO 2

ANAMNESE E EXAME FÍSICO NA CONSTRUÇÃO DO RACIOCÍNIO CLÍNICO

CAPÍTULO **4**

Elaboração da Anamnese

Margarete Vilins • Isaac José Felippe Corrêa Neto • Edson Vanderlei Zombini

A anamnese constitui-se em uma entrevista sistematizada, com a finalidade de relembrar os fatos relacionados com a doença, ou seja, entender o motivo da procura da consulta médica. É uma habilidade construída a partir da vivência coletiva, necessitando de treinamento para a sua aquisição.

É constituída de diversas partes (ver Quadro 4.1).

QUADRO 4.1 Estrutura da Anamnese
• Identificação
• Queixa principal e duração (QPD)
• História pregressa da moléstia atual (HPMA)
• Interrogatório sintomatológico dos diversos aparelhos (ISDA)
• Antecedentes pessoais fisiológicos e patológicos
• Antecedentes familiares
• Hábitos e estilo de vida
• Condições socioeconômicas e culturais
• Condições de moradia
• Vida conjugal e relacionamento familiar
• Contato com pessoas doentes

Identificação

A caracterização da identificação do paciente, após um acolhimento cordial, é fundamental na relação médico-paciente. Conhecer o nome do paciente e suas características sociais é o início de uma relação de confiança e respeito.

Os dados de identificação, além de servirem para a confecção de prontuários e arquivamento, colaboram na caracterização do perfil sociodemográfico para inquéritos epidemiológicos de populações. Alguns desses dados auxiliam sobremaneira no raciocínio clínico para a elaboração de diagnósticos e nas perícias médicas trabalhistas e legais.

Nome	• Deverá ser anotado o nome completo do registro civil e o nome que representa o paciente socialmente. Nunca designar o paciente como o número do leito hospitalar ou o paciente com determinada doença, respeitando-se assim a singularidade de cada pessoa.
Idade	• É importante esse registro, pois algumas doenças incidem preferencialmente em determinadas idades. Assim, as afecções decorrentes de malformações congênitas manifestam-se no período neonatal; sarampo, caxumba, rubéola, coqueluche são doenças próprias da infância; mononucleose é mais comum nos adolescentes e na maturidade as doenças cardiovasculares (hipertensão arterial, acidente vascular cerebral, infarto do miocárdio), as metabólicas (diabete *mellitus*) e as neoplasias.

Nos adultos e adolescentes deverá ser descrita em anos; nas crianças acima de 1 ano de idade, em anos e meses; nas menores de 1 ano, em meses e dias; no recém-nascido, em dias de vida. A importância de uma descrição exata da idade da criança deve-se ao fato de que, a cada período, há incrementos do seu desenvolvimento neuropsicomotor, diversificação na sua alimentação e atualização de sua imunização.

Sexo	• Além das diferenças fisiológicas de cada sexo, algumas patologias são mais comuns em determinados grupos, como o lúpus eritematoso sistêmico no sexo feminino e a gota no sexo masculino.
Raça/Cor	• Certas doenças têm maior incidência em determinada raça, como a anemia falciforme na raça negra e o câncer gástrico na raça amarela.
Profissão e local de trabalho	• É importante conhecer a profissão atual e as que o paciente já exerceu e a salubridade do local de trabalho. Existem doenças relacionadas à atividade profissional ou agravadas devido ao ambiente de trabalho, como a silicose nos trabalhadores de pedreiras e o agravo da asma em pessoas expostas a ambientes empoeirados.

Nacionalidade, naturalidade e procedência remota e atual	• Algumas doenças predominam em determinadas localidades ou relacionam-se com hábitos e costumes de determinada população, como a leishmaniose, a febre amarela, a malária e blastomicose.

ATENÇÃO	
Nacionalidade	• País de nascimento do paciente.
Naturalidade	• Cidade de nascimento.
Procedência	• Moradias remotas e atual.
Estado civil	• Tem importância na avaliação de impacto epidemiológico.
Religião	• Relaciona-se ao conforto espiritual frente a patologias graves e terminais e, também, à não aceitação de determinados procedimentos terapêuticos.
Nome do responsável/grau de parentesco	• É importante para se determinar a corresponsabilidade das informações obtidas da anamnese, a participação no processo de investigação diagnóstica e terapêutica, particularmente nas crianças, nos idosos e nos tutelados.
Data de realização da anamnese	• Registrar o dia, mês, ano e o horário em que foi realizada a anamnese. Essa informação é importante na localização exata do início dos sintomas e o estado físico do paciente, uma vez que a condição clínica poderá ser alterada a qualquer momento.
Obs.:	• É prudente, na identificação do paciente, a anotação do nome da sua mãe para diferenciar possíveis homônimos.

Queixa Principal e Duração (QPD)

Consiste no registro do sintoma-guia, aquele que motivou a procura do atendimento. Normalmente é descrita em uma frase breve com as próprias palavras do paciente.

O sintoma-guia pode ser a queixa de mais longa duração ou o sintoma mais salientado pelo paciente.

A duração deve ser descrita em horas, dias, meses ou anos. Deve-se evitar, sempre que possível, a citação do tempo em semanas.

Quando o paciente referir como motivo de atendimento a suspeita de certa doença, o médico deverá questioná-lo no sentido de relatar qual ou quais os sintomas que levou a pensar naquele diagnóstico. Não se deve "confiar" plenamente em diagnósticos preestabelecidos pelos pacientes, caso contrário as consequências poderão ser desastrosas. Por exemplo, o paciente poderá atribuir um diagnóstico de dor epigástrica como gastrite quando na verdade poderá corresponder a um câncer gástrico.

Alguns pacientes poderão citar, quando questionados sobre o motivo da vinda à consulta médica, várias queixas. Nessa situação, pergunta-se à pessoa o que mais a incomoda, e esse será o sintoma ou o sinal-guia que norteará a anamnese.

História Pregressa da Moléstia Atual (HPMA)

Após a determinação do sintoma-guia realiza-se o registro cronológico do aparecimento desse até a data atual, estabelecendo correlações com demais sintomas que surgiram no decorrer da evolução do agravo.

Essa parte da anamnese é fundamental para a formulação do diagnóstico clínico.

Nessa fase é necessário deixar o paciente falar sobre a sua doença e vez ou outra deve-se fazer pequenas interrupções no discurso, particularmente dos pacientes prolixos, para reorientarmos o rumo da história. Nunca induza respostas. É prudente fazer pequenas sínteses no decorrer da anamnese, para a confirmação ou correção dos dados coletados.

Cada sintoma clínico incluído na história da doença atual deverá ser descrito em todos os seus detalhes: início; características do sintoma (localização, duração, intensidade, frequência, tipo, irradiação); fatores de melhora e piora; sintomas associados; evolução; situação atual (Quadro 4.2).

QUADRO 4.2
Descrição do Sintoma Clínico
• Início: época, período do dia, fatores desencadeantes
• Características do sintoma: localização, intensidade, frequência, tipo, irradiação
• Fatores de melhora e piora
• Sintomas associados
• Evolução: como vem evoluindo o sintoma, possíveis diagnósticos já formulados e eficácia de tratamentos realizados
• Situação atual

Adaptado de Porto & Porto, 2014.

A História Pregressa da Moléstia Atual deverá ser descrita, no mínimo, em quatro parágrafos: características do sintoma-guia; sintomas associados; evolução do sintoma-guia; situação atual do sintoma-guia (Quadro 4.3).

QUADRO 4.3	
Esquema para a elaboração da História Pregressa da Moléstia Atual	
1º.parágrafo	• Deverão ser descritas todas as características do sintoma-guia
2º.parágrafo	• Descrever os sintomas associados e suas características
3º.parágrafo	• Anotar a evolução do sintoma-guia
4º.parágrafo	• Relatar a situação atual do sintoma-guia

Interrogatório Sintomatológico dos Diversos Aparelhos (ISDA)

Consiste no relato da presença ou não dos sintomas mais comuns relacionados aos diversos aparelhos ou sistemas corporais, presentes no momento da entrevista médica.

Nessa parte da anamnese devem ser registrados sintomas que o paciente apresenta, não relacionados à queixa principal da consulta.

Determinadas vezes, por motivo de esquecimento ou não valorização, o paciente relata aqui alguma queixa relacionada ao sintoma-guia. Nessa situação o médico deverá incluir o sintoma referido na História Pregressa da Moléstia Atual.

Frequentemente os sintomas relatados no interrogatório sintomatológico podem culminar na formulação de outros diagnósticos não relacionados à queixa que motivou a procura do atendimento médico, por exemplo, o paciente pode vir à consulta oftalmológica com a queixa de dificuldade visual para a obtenção de lentes corretivas e no interrogatório sintomatológico relata sintomas de cefaleia, vômito, alteração do humor, caracterizando hipertensão intracraniana decorrente de neoplasia cerebral.

Todos os sintomas relatados nessa seção da anamnese deverão ser descritos, de forma sistematizada, com os mesmos detalhes da análise do sintoma-guia (Quadro 4.2); inicialmente deverão ser relacionados os sintomas presentes no paciente e, posteriormente, os sintomas ausentes.

O Interrogatório Sintomatológico dos Diversos Aparelhos permite a atenção integral ao paciente assistido, e ao mesmo tempo em que se relacionam os sintomas de cada aparelho/sistema, pode-se proceder algum tipo de orientação no sentido de promoção da saúde para a melhoria da qualidade de vida.

Deve-se adotar a seguinte sistematização: sintomas gerais; pele e fâneros; cabeça e pescoço; sistema respiratório; sistema cardiovascular; aparelho digestório; sistema urinário; sistema genital feminino; sistema genital masculino; sistema endócrino; sistema neuromuscular; sistema osteoarticular; avaliação psíquica e condições emocionais.

Sintomas gerais	• Febre, astenia, inapetência, sudorese, calafrios, alterações de peso e em quanto tempo e qual percentagem, alteração do apetite (hiporexia, anorexia, perversão do apetite, compulsão)
Pele e fâneros	• Queixa de lesões e suas características, prurido, alterações na coloração, textura, umidade, temperatura e sensibilidade da pele, presença alterações em fâneros: hirsutismo, implantação do cabelo, queda de cabelo e perda de pelos e alteração de unhas.
Linfonodos	• Queixa de possíveis aumentos de gânglios, localização, quantidade e suas características.
Cabeça	• Queixa de cefaleia (descrever as características da dor).
Olhos	• Queixa de dor, ardor, lacrimejamento, secreção, fotofobia, nistagmo, prurido, olho seco, estrabismo, diplopia, escotomas, hiperemia; alteração de acuidade visual para perto e para longe.
Ouvidos	• Sintoma ou queixa de dor, otorragia, otorreia, prurido, vertigem; alteração na acuidade auditiva.
Nariz	• Queixa de alterações do olfato, coriza (caracterizar a cor, odor, consistência, duração), prurido, espirros, dor, obstrução nasal, epistaxe, alteração do olfato, voz anasalada.
Cavidade oral	• Queixa de aftas, sialosquise (boca seca), dor, halitose, sangramentos, sialose, ulcerações, dentição (presença e estado de conservação dos dentes), medida de prevenção de cáries, uso de prótese dentária.
Faringe	• Queixa de dor de garganta, disfagia, pigarro, roncos, halitose.
Laringe	• Queixa de alterações da voz, dor, estridor.
Pescoço	• Queixa de dor, tumoração, limitação dos movimentos, alterações da tireoide.
Tórax	• Queixa de dor torácica.
Mamas	• Queixa de dor, nódulos, retrações, secreção mamilar, ginecomastia (no homem).
Aparelho respiratório	• Queixa de dispneia, tosse (caracterizar o tipo, duração, se é produtiva ou não, relação com a alimentação, período em que ocorre), expectoração (caracterizar quantidade, aspecto da secreção, odor, frequência e duração), cianose, sibilância, vômica, hemoptise, estridor.
Sistema cardiovascular	• Queixa de dor precordial, palpitações, dispneia aos esforços, dispneia em decúbito e/ou paroxística noturna, desmaio, síncope, cianose, edema.

Sistema digestório	• Queixa de soluços, náuseas, vômitos, regurgitações, odinofagia, pirose, eructações, disfagia, dispepsia, epigastralgia, distensão, dor abdominal, hematêmese, flatulência, hábito intestinal (frequência, consistência e aspectos das fezes), tenesmo, enterorragia, melena, incontinência fecal, prurido anal, hematoquezia, diarreia, constipação intestinal e esteatorreia.
Sistema urinário	• Queixa de oligúria, poliúria, anúria, colúria, disúria, hematúria, nictúria, incontinência urinária, polaciúria, retenção urinária, urgência miccional, hábito urinário (frequência de micções e aspecto da cor e odor da urina).
Sistema genital feminino	• Sintoma ou queixa de lesões genitais, de corrimento vaginal, dispareunia, prurido vaginal, disfunção sexual, dismenorreia. Descrever o ciclo menstrual e a data da última menstruação (DUM), uso de métodos anticonceptivos e de prevenção, presença de hemorragias fora do período menstrual.
Sistema genital masculino	• Queixa de lesões genitais (úlceras, pápulas e vesículas), alteração do jato urinário, corrimento uretral, disfunção sexual, dor testicular, fimose, priapismo. Descrever o uso de métodos profiláticos de doença sexualmente transmissível (preservativo).
Sistema endócrino	• Queixa de alterações do desenvolvimento físico e sexual, início da puberdade, tolerância calor/frio.
Membros e coluna	• Queixa de atrofia muscular, cãibras, fraqueza muscular, mialgia, deformidades osteoarticulares, dor óssea ou articular, espasmos musculares, limitações de movimentos, rigidez articular, sinais inflamatórios (edema, calor, rubor), claudicação, varizes, assimetria de membros e postura.
Sistema nervoso	• Queixa de problemas de fala, compreensão, aprendizado, memorização, perda de consciência, déficit motor, marcha, coordenação, sensibilidade, equilíbrio, distúrbio do sono, convulsão, amnésia.
Avaliação psíquica e condições emocionais	• Queixa de alucinações, ilusões, angústia, ansiedade, compulsão, ideias obsessivas, fobias, tricofagia, oscilações do humor

.

Antecedentes Pessoais

Nessa parte da anamnese deve-se investigar eventos passados que possam influenciar o binômio saúde-doença. Exemplo: na investigação de bronquiectasia em adulto, conclui-se pelo fator desencadeante o fato de o paciente ter tido anteriormente tuberculose evoluindo com sequela.

Dividem-se em fisiológicos e patológicos.

Fisiológicos	• Condições de gestação e nascimento: desenvolvimento neuropsicomotor e desenvolvimento sexual. • Gestação e nascimento: idade gestacional, intercorrências e trauma físico durante o parto, uso de medicamentos na gravidez. • Desenvolvimento neuropsicomotor: dificuldade no aprendizado e na linguagem. • Desenvolvimento sexual: idade de início da puberdade, da menarca (primeira menstruação), da sexarca (primeira relação sexual), da menopausa (última menstruação); orientação sexual. • Nesse momento ainda se questiona a respeito da história obstétrica: número de gestações, paridade e abortos, além da via de parto, realização de episiotomia, uso de fórceps e pesopeso dos filhos ao nascer. • Imunização: descrever as vacinas recebidas, a data da aplicação e possíveis reações adversas. • Exames de rastreamento: nas mulheres o exame de detecção precoce de câncer de colo de útero (colpocitologia oncótica) e de câncer de mama (mamografia). Nos homens, exame clínico e laboratorial (PSA) para de detecção precoce de câncer de próstata. Em ambos, a colonoscopia para detecção precoce do câncer colorretal.
Patológicos	• Relatar doenças que o paciente já teve durante a sua vida: alergias a medicamentos, alimentos ou a qualquer outra substância; cirurgias prévias (tipo de cirurgia, idade do paciente quando foi realizado o procedimento, motivo da cirurgia e hospital em que foi realizada); traumatismos (tipo de acidente e possíveis sequelas); transfusão sanguínea (motivo e data estimada da transfusão, quantidade de hemoderivados recebidos); medicamentos em uso (posologia, forma de apresentação e motivo do uso).

Antecedentes Familiares

Indagar a condição de saúde dos pais, irmãos, cônjuge e filhos. Descrever se algum outro familiar tem alguma patologia.

Em caso de falecimento de algum familiar, citar a causa e a idade do ocorrido e a data do óbito. Por exemplo: o pai do paciente faleceu de infarto aos 40 anos de idade.

Aqui se faz necessário questionar especificamente algumas patologias, pela possibilidade de transmissão congênita ou sexual (sífilis, HIV); transmissão via respiratória (tuberculose pulmonar); transmissão hereditária (anemia falciforme); ou de caráter familiar (hipertensão arterial, diabetes).

Também sempre se deve questionar e atentar-se para história familiar de câncer e especificar o órgão acometido e a idade no momento do diagnóstico.

Hábitos e Estilo de Vida

Descrever aqui a alimentação do paciente (tipo de alimento e horário de refeições); ocupação atual e anteriores (profissão que exerce e já exercida); prática de atividade física (tipo de atividade e frequência); hábitos (uso de tabaco, álcool, drogas ilícitas).

Em situações de abstinência alcoólica ou do tabaco, mensurar o tempo de uso, a quantidade e o período de abstinência. Exemplificando: o paciente foi tabagista de um maço por dia durante 30 anos e cessou o tabagismo há 5 anos; o paciente fez uso de destilados cerca de cinco doses ao dia por 10 anos e cessou o vício há 6 meses.

Condições Socioeconômicas e Culturais

É necessário ter uma ideia da situação econômica do paciente para verificar a possibilidade de: aporte de alimentos, realização de exames subsidiários, terapia medicamentosa e reabilitação, prática de medicina popular e grau de escolaridade.

Condições de Moradia

Faz-se necessária a descrição do tipo de construção (alvenaria ou madeira), número de cômodos e número de pessoas residentes, condições de saneamento básico, presença de poluentes ambientais (intradomiciliar e no entorno da residência), contato com animais domésticos.

Vida Conjugal e Relacionamento Familiar

Deve-se investigar o relacionamento das pessoas do núcleo familiar para a detecção de possíveis conflitos que possam estar influenciando o estado de saúde do paciente, como por exemplo um escolar com queixa de enurese noturna em que, na investigação, detectou-se que os pais estavam em processo de separação conjugal.

Contato com Pessoas Doentes

Anotar onde ocorreu, quando e a duração do contato e sempre que possível tentar detectar a doença do caso-índice.

Bibliografia consultada

- Benseñor IM. Anamnese, exame0 clínico e exames complementares como testes diagnósticos. Rev Med. 2013;92(4):236-41.
- Bickley LS, Szilagyi PG. Bates Propedêutica médica. 8ª ed. Rio de Janeiro: Guanabara Koogan; 2005.

- Porto CC, Porto AL. Semiologia médica. 7ª ed. Rio de Janeiro: Guanabara Koogan; 2014.
- Suguimatsu LCF, Campos LFLCM, Geara LFM, et al. A arte de ouvir o paciente. Rev Med Res. 2012;14(4):256-259.

CAPÍTULO **5**

Elaboração do Exame Físico

Margarete Vilins • Isaac José Felippe Corrêa Neto • Edson Vanderlei Zombini

O exame físico tem a finalidade de detectar o estado (normal e patológico) e identificar situações de risco à integridade do paciente. Alguns cuidados deverão ser tomados antes de iniciá-lo:

- Higienizar as mãos adequadamente
- Utilizar os equipamentos de proteção individual (EPIs) quando necessário
- Assegurar um ambiente bem iluminado com garantia do conforto e da privacidade do paciente
- Ter em mãos os equipamentos necessários à realização do exame físico (estetoscópio, esfigmomanômetro, relógio com ponteiro de segundos, otoscópio, espátula (abaixador de língua), lanterna, martelo para verificar os reflexos, oftalmoscópio)
- Esclarecer ao paciente cada uma das manobras do exame
- Visualizar uma região do corpo por vez, cobrindo as demais regiões com lençol
- Médico sempre do lado direito do paciente

Deverá ser sequenciado no sentido craniocaudal, evitando-se mudanças de decúbito desnecessárias. Veja a seguir sugestão das melhores posições para o exame físico de cada sistema.

Paciente sentado (face anterior e posterior do paciente, médico do lado direito do paciente)	• Inspeção geral
	• Sinais vitais
	• Pele
	• Cabeça e pescoço (tireoide e linfonodos):
	  – exame oftalmológico e otorrinolaringológico
	  – funções mentais/pares cranianos
	• Musculatura (massa e força muscular, tônus)
	• Tórax (pulmões)
	• Mamas
	• Reflexos profundos
	• Coordenação motora

Paciente em decúbito dorsal (médico do lado direito do paciente):	• Tórax (coração):
	  – mamas e axilas
	• Abdome:
	  – vascular
	  – sistema nervoso: reflexos superficiais e profundos
	  – sensibilidade
	• Sistema genital feminino e masculino:
	  – exame proctológico.

Paciente em posição ortostática	• Sistema osteomuscular • Equilíbrio • Sistema vascular venoso • Região inguinal • Marcha

Inicia-se o exame físico por meio da avaliação geral do paciente, valendo-se especialmente da inspeção já na entrada do mesmo ao consultório médico. Após essa avaliação geral procede-se o exame clínico de cada aparelho ou sistema.

Avaliação Geral do Paciente

Nessa fase inicial do exame clínico são utilizados dados subjetivos que serão qualificados, como por exemplo, a impressão geral do paciente, e dados objetivos quantificados a partir dos procedimentos de inspeção, percussão, palpação e ausculta realizados pelo profissional médico.

Estado Geral

Na inspeção do aspecto geral deve-se observar sinais de desconforto na expressão facial (interesse, desprezo, medo, raiva, tristeza, ansiedade e dor), aspecto do vestuário e higiene corporal e hálito (cetônico e alcoólico).

Além disso, deve-se verificar sinais e sintomas de alarme, tais como caquexia, prostração, sudorese profusa, palidez acentuada, cianose e icterícia.

Deve ser observado o nível de consciência e grau de contactação com o meio, a fácies, a atitude, a postura, a marcha, a presença de movimentos involuntários, biótipo e a fala.

Essa fase do exame físico poderá mostrar a capacidade de reação do paciente mediante a doença, ou seja, a repercussão da doença no organismo como um todo.

Após essa rápida avaliação, classifica-se o estado geral do paciente em:

- Bom Estado Geral (BEG);
- Regular Estado Geral (REG);
- Mau Estado Geral (MEG).

Coloração da Pele

Cianose

- Avaliar na face e extremidades das mãos e dos pés:
  - ausente: acianótico
  - presente: cianótico (Figura 5.1)
- Intensidade:
  - leve/moderada/intensa ou graduar em cruzes (+/+4)
- Localização:
  - localizada ou generalizada.

Palidez

- Pesquisar em toda a superfície cutânea e mucosa (labial, conjuntiva palpebral, palma das mãos) (Figura 5.2)
- intensidade:
  - leve/moderada/intensa ou graduar em cruzes (+/+4);
- localização:
  - localizada ou generalizada.

Icterícia

- Avaliar a coloração da esclera, do freio da língua e da superfície cutânea (Figura 5.3):
  - ausente: anictérico
  - presente: ictérico
- Intensidade:
  - leve/moderada/intensa ou graduar em cruzes (+/+4);
- Localização:
  - localizada ou generalizada.

Hidratação

- Mucosas (conjuntiva, lábios e língua) e pele seca:
  - observar a presença de saliva, brilho e umidade das conjuntivas, profundidade dos globos oculares (presença de olhos fundos na desidratação) e sinal da prega (turgor) (Figura 5.4)
- Hidratado/desidratado:
  - desidratação leve, moderada ou grave

Edema

- localização: localizado ou generalizado.
- consistência: duro ou mole.
- intensidade: +/+4.
- temperatura: frio ou quente.
- sensibilidade: doloroso ou indolor (Figura 5.5).

Sinais Vitais

Pulso

- Pulsações/minuto (Figura 5.6)
- Avaliar o ritmo (regular ou irregular) e a amplitude (fino ou cheio)

Frequência cardíaca

- Normal no adulto: 60-100 batimentos por minuto (bpm)
- Taquicardia: > 100 bpm
- Bradicardia: < 60 bpm.

Frequência respiratória	• Movimentos respiratórios por minuto. – Avaliar o ritmo (regular ou irregular), tipo (abdominal, torácica ou toracoabdominal) • Frequência respiratória normal no adulto: 16 a 20 incursões respiratórias por minuto (irpm): – taquipneia: > 20 irpm; – bradipneia: <16 irpm; – apneia: ausência de respiração.
Temperatura corporal	• Mensuração da temperatura axilar em graus centígrados. – Temperatura axilar normal: 35,5 a 37°C (média 36 a 36,5°C).
Pressão arterial 	• Mensurar em mmHg (Figura 5.7). • Anotar o membro em que foi realizada a mensuração e a posição do paciente (sentado, deitado, em pé). • Normal: – PA sistólica < 130 mmHg; – PA diastólica < 85 mmHg.

Estado Nutricional

Peso (P)/Altura(A)	Índice de Massa Corpórea (IMC) = P/A^2 em kg/m^2 (Normal: IMC entre 20-24,99 kg/m^2)
	• Avaliar a fácies, panículo adiposo e a musculatura. • Avaliar proeminência do arco zigomático, gordura de Bichat, arcos costais, posicionamento adequado de próteses dentárias. • Verificar a presença de agravos, tanto de déficit ponderal (Figura 5.8) quanto de obesidade, para medidas de intervenção (Figura 5.9).	

Exame Físico Específico

Pele e fâneros

Coloração da pele	• Hiperemia, palidez, cianose, icterícia, dermatografismo, fenômeno de Raynaud
Umidade	• Pele normal, seca ou úmida

Textura	• Pele normal, lisa, áspera ou enrugada
Espessura	• Normal, atrófica, espessa
Temperatura	• Normal, quente ou fria
Turgor	• Normal, frouxo (desnutrido, idoso), pastoso (desidratado)
Sensibilidade	• Pesquisar a sensibilidade tátil e térmica
Manchas	• Hipocrômica, hipercrômica ou acrômica
Manchas hemorrágicas (não desaparecem à digitopressão)	• Petéquias: manchas hemorrágicas puntiformes de tamanho até 1 cm • Equimoses: manchas hemorrágicas maiores de 1 cm
Manchas vasculares (desaparecem à digitopressão)	• Telangiectasias • Eritema
Pápulas	• Elevações sólidas de até 1 cm
Placas	• Elevações sólidas maiores de que 1 cm
Nódulos	• Formações sólidas em forma de grão
Vesículas	• Elevações circunscritas de até 1 cm com conteúdo líquido
Bolhas;	• Elevações circunscritas maiores que 1 cm com conteúdo líquido
Pústula	• Vesícula de conteúdo purulento
Queratose	• Espessamento da pele
Erosão	• Lesão superficial da pele
Úlcera	• Lesão profunda da pele
Escara	• Porção de tecido cutâneo lesado resultante de pressão
Cicatriz	• Lesões resultantes da resolução de uma solução de continuidade da pele
Nevus	• Verificar a localização, o tamanho, a coloração, despigmentação, borda e consistência
Cabelo	• Áreas com ausência de cabelo (alopecia)
Pelos	• Hirsutismo, hipertricose
Unhas	• verificar a integridade, deformidades (em vidro de relógio), presença de manchas e infecções (onicomicose)

Observação: em casos de lesões de pele sempre descrever a localização, o tamanho e o aspecto da pele adjacente.

Linfonodos

• Realizar a palpação das cadeias:

– occipital, retroauricular, pré-auricular, cervical anterior e posterior, submandibular, submentoniana, axilar, epitroclear e inguinal.

- Caracterizar o local do gânglio, lateralidade, o número, tamanho, consistência, aderência a planos superficial e profundo, presença de sinais flogísticos (dor, calor, rubor e edema) e fistulização (Figura 5.10).

Cabeça e Pescoço

Crânio (inspeção e palpação) 	• Verificar alterações: – Na forma (abaulamentos ou depressões) – Simetria – Posição, movimentação e – Implantação do couro cabeludo (Figuras 5.11 e 5.12). 
Fácies 	• alterações na expressão facial que caracterizam uma determinada síndrome (Figura 5.13): – Normal: fácies incaracterística ou atípica – Anormal: fácies característica ou típica • Exemplo de fácies típicas: – fácies de síndrome de Down; fácies mixedematosa do hipotireoidismo; adenoideana do respirador bucal; cushingoide do uso prolongado de corticosteroide; fácies hipocrática (nas doenças crônicas graves); leonina (hanseníase); renal
Movimentos anormais da cabeça	
Olhos	• Verificar a simetria dos olhos e o aspecto da esclera, íris, pupila, conjuntivas palpebral e bulbar, cílios e pálpebras. Observar a presença de hiperemia conjuntival, lacrimejamento e secreção. Pesquisar a movimentação dos olhos nos diversos sentidos. • O exame das pupilas é parte fundamental nessa etapa. Deverá ser verificada a simetria, o tamanho, a posição, distância interpupilar (normal: ± 6,5 cm) e os reflexos fotomotor direto e indireto
Orelhas	• Verificar a forma, posição, dor à palpação, lesões, secreções no conduto auditivo (sangue, pus, líquor). Realizar a otoscopia verificando o aspecto da pele do conduto auditivo, a presença de secreções, lesões e corpo estranho. Observar o aspecto da membrana timpânica (cor, brilho, integridade, lesões e secreções)

Seios da face	• Realizar a palpação e percussão verificando a presença de dor

Nariz 	• Forma
	• Rinoscopia anterior:
	  – secreção
	  – coloração da mucosa
	  – aspecto das fímbrias
	  – hipertrofia de cornetos
	  – permeabilidade das coanas (Figura 5.14)

Articulação temporomandibular	• verificar a movimentação, a presença de crepitação e dor, além da abertura bucal (normal entre 3,5 e 5,5 cm)
Boca	• Verificar alterações dos lábios (presença de soluções de continuidade e lesões); mucosas; língua (movimentação; lesões); dentes (número de dentes, estado de conservação, uso de aparelhos e próteses); gengivas, palatos duro e mole • Sempre realizar o exame da cavidade oral com o paciente sem prótese, caso faça uso.
Orofaringe 	• Realizar a oroscopia verificando a presença de secreção e alteração da coloração; aspecto das amígdalas e da úvula (Figura 5.15)
Pescoço	• Forma, posição, tumorações, turgência jugular (paciente em decúbito dorsal com a cabeceira da cama a 30°)
Tireoide	• Palpação anterior e posterior (solicitar ao paciente que degluta) – verificar o tamanho, a consistência, a mobilidade, o contorno, a presença de nódulos e sinais inflamatórios (dor, calor, rubor, edema)

Tórax (aparelho respiratório)

A semiologia do aparelho respiratório compreende a inspeção, a palpação, a percussão e a ausculta.

O paciente deverá estar sentado, o examinador de pé. Se o paciente não puder permanecer sentado, deve-se avaliar o paciente deitado, sendo que a face posterior do tórax deve ser examinada com o paciente em decúbito lateral.

O paciente deve estar com o tórax desnudo, evitando exposição desnecessária, principalmente em mulheres.

Linhas do tórax

Regiões do tórax

| **Pontos de referência anatômicos do tórax** | • Ângulo de Louis: 2ª costela.
• Costelas.
• 4ª vértebra torácica: mesmo nível do ângulo de Louis.
• 7ª vértebra cervical: proeminência da base do pescoço.
• Ângulo de Charpy (formado pelos dois rebordos costais |

Inspeção estática

| **Forma e simetria do tórax** | • normal (simétrico sem deformidades); tórax em funil (*pectus excavatum*); peito de pombo (*pectus carinatum*); em barril (enfisematoso) (Figuras 5.18 a 5.20). |

• Verificar a presença de abaulamento ou depressões e de cifoescoliose torácica.

Inspeção dinâmica

Tipo respiratório	• Torácico, abdominal ou toracoabdominal
Ritmo respiratório	• Observar pelo menos por 2 minutos • Ritmo normal: movimentos respiratórios regulares • Cheyne-Stokes: dispneia periódica • Kussmaul: respiração ampla intercalada com apneia • Biot: arritmia respiratória (Figura 5.21) • Dispneia: desconforto respiratório • Ortopneia: dificuldade de respirar quando em decúbito • Platipneia: dificuldade para respirar em posição ereta • Trepopneia: dificuldade para respirar em posição lateral
Amplitude	• respiração profunda ou superficial
Frequência respiratória	• Realizar a contagem das incursões respiratórias em 1 minuto (irpm) (Tabela 5.1)

Tabela 5.1: Frequência respiratória de acordo com a faixa etária

Idade	Frequência Respiratória
Recém-nascido	40-45 irpm
Lactente	25-35 irpm
Pré-escolares	20-35 irpm
Escolares	18-35 irpm
Adultos	16-20 irpm

Tiragem	• Presença de depressão de espaços intercostais
Inspeção do pescoço	• Uso de musculatura acessória (sinal precoce de obstrução das vias aéreas superiores)
Expansibilidade	• Essa é mais bem avaliada à palpação

Palpação

Estrutura da parede torácica	– Pele, tecido celular subcutâneo, musculatura e ossos – Presença de dor
Expansibilidade	– Verificar a simetria da expansibilidade de ápices e bases dos pulmões (normal ou diminuída) (Figura 5.22).

| **Frêmito toracovocal**  | • Verificar a simetria do frêmito com a mão sobre as regiões do tórax e o paciente falando 33 (Figura 5.23)
– aumentado (ex.: nas consolidações)
– diminuído (ex.: no derrame pleural) |

Percussão

Deverão ser percutidas de maneira simétrica as faces anterior e laterais com o paciente sentado ou deitado e a face posterior com o paciente sentado (Figuras 5.24 e 5.25).

| **Tipos de sons** | • Som claro pulmonar (normal)
• Macicez e submacicez: na consolidação (pneumonia) e no derrame pleural;
• Timpânico: no pneumotórax e em casos de hérnia diafragmática. |

Ausculta

Deverá ser realizada de forma simétrica, iniciando pela face posterior do tórax e a seguir a lateral e a anterior, finalizando com a ausculta no pescoço, fazendo uso de estetoscópio.

| **Tipos de sons** | • Murmúrio vesicular (normal)
• Ruídos adventícios:
– estertores finos ou crepitantes: são auscultados ao final da inspiração. São agudos e de duração curta. Não se modificam com a tosse. Assemelham-se ao atrito do cabelo ou ao ruído de "abrir do velcro"
– estertores grossos ou bolhosos: sofrem alteração com a tosse, e ocorrem na inspiração e durante toda a expiração, tendo uma maior duração que os finos
– sibilos: aparecem na inspiração e expiração. São múltiplos, de tonalidade alta e disseminados por todo o tórax
– atrito pleural: ruído irregular, mais intenso na inspiração, comparado com "ranger do couro atritado" |

Ausculta da voz

Solicitar para o paciente falar 33.

Tipos de sons
- Ressonância vocal normal (quando os sons são indistinguíveis)
- Ressonância vocal diminuída (presente no derrame pleural)
- Ressonância vocal aumentada ou broncofonia (ex.: na pneumonia)
- Periléquia fônica: nitidez dos sons falados (ex.: na pneumonia)
- Periléquia afônica: sons cochichados (ex.: na pneumonia)
- Egofonia: som anasalado ou metálico (ex.: na parte superior do derrame pleural)

Tórax (Sistema Cardíaco)

O exame cardiológico inclui a inspeção, a palpação e a ausculta. A inspeção e palpação são, em geral, realizadas simultaneamente, visto que os achados semiotécnicos se tornam mais significativos quando analisados em conjunto.

Inspeção/palpação

A inspeção deve ser realizada em duas incidências: tangencial, com o examinador em pé do lado direito do paciente, e frontal, com o examinador junto aos pés do paciente, que permanece deitado. O paciente, por sua vez, deve estar em decúbito dorsal, com a cabeceira elevada a 45º e confortável. Os seguintes parâmetros devem ser analisados sistematicamente: presença de cianose, baqueteamento de dedos, unhas em vidro de relógio pesquisa de abaulamentos, análise do *ictus cordis* ou choque de ponta, análise de batimentos visíveis ou palpáveis e pesquisa de frêmito cardiovascular.

A palpação do precórdio deve ser feita com a palma da mão e dedos do examinador sobre a região precordial cobrindo inicialmente o mesocárdio e sucessivamente as áreas esternais alta, média e baixa, do ápice do coração, da área xifoide e finalmente da base do coração. A palpação deve ser repetida com o paciente em decúbito lateral esquerdo, para melhor avaliação dos fenômenos do ápice e com o paciente sentado com o tórax ligeiramente fletido para a frente, para melhor avaliação dos fenômenos da base. Essas posições também serão utilizadas na ausculta cardíaca com as mesmas finalidades (Figura 5.26).

O *ictus cordis* ou choque de ponta traduz o contato da porção anterior do ventrículo esquerdo com a parede torácica durante a contração isovolumétrica do ciclo cardíaco e é estudado pela inspeção e palpação, investigando-se localização, extensão, mobilidade, intensidade e tipo de impulsão, ritmo e frequência. Os dois últimos devem ser analisados durante a ausculta.

A palpação do *ictus* deve ser iniciada com a palma da mão do examinador sobre o tórax do paciente, no cruzamento do 5º espaço intercostal esquerdo com a linha hemiclavicular, na tentativa de identificar o impulso apical. Em seguida, move-se a parte palmar dos dedos sobre o tórax, procurando localizá-lo precisamente, colocando então a ponta de um ou dois dedos sobre ele, a fim de avaliar suas características.

A localização do *ictus* varia de acordo com o biótipo do paciente, em geral encontra-se na linha hemiclavicular esquerda no 5º espaço intercostal. Sua extensão é de normalmente uma a duas polpas digitais e sua mobilidade é verificada quando comparamos a localização do *ictus* em decúbito dorsal com sua localização em decúbito lateral (direito ou esquerdo). Em condições normais, o choque da ponta se desloca de 1 a 2 cm com as mudanças de posição. A intensidade do *ictus* é avaliada pela palpação, quando repousamos a mão sobre a região dos batimentos, e pode ser mais forte em pessoas mais magras ou após exercícios físicos, no entanto, é na hipertrofia ventricular esquerda que encontramos choques de ponta mais vigorosos, e nestes casos é chamado de *ictus* propulsivo (Figura 5.27).

O frêmito cardiovascular é uma sensação tátil vibratória causada pelo fluxo turbulento do sangue no coração ou nos vasos, e quando presente deve ter três características descritas:

localização	• usam-se como referência as áreas da ausculta;
Situação no ciclo cardíaco	• sistólico coincide com o pulso carotídeo, diastólico coincide com o *ictus cordis*;
Intensidade	• avaliada em cruzes (+ a ++++).

Ausculta

A Figura 5.28 demonstra as áreas (focos) de ausculta cardíaca.

Deverão ser auscultados

Bulhas cardíacas	• A frequência, o ritmo (regular/irregular/galope), a intensidade (hiperfonese/hipofonese), a qualidade (desdobrada, terceira bulha, estalido)
Sopros cardíacos	– sistólico, diastólico ou contínuo; a intensidade do sopro, a qualidade (suave/áspero/musicais/em maquinaria), a localização e propagação;
	– os sopros precisam ser caracterizados quanto a sua localização em relação às áreas de ausculta, sua situação no ciclo cardíaco (sistólico, diastólico ou contínuo), irradiação (varia de acordo com a direção da corrente sanguínea e intensidade do sopro), intensidade (+ a 4+), timbre e tonalidade, ou seja, a "qualidade do sopro": suave, rude, musical, aspirativo, modificação com a fase da respiração, com a posição do paciente e com o exercício físico;

- Atrito pericárdico
- Frequência cardíaca (Tabela 5.2)

Tabela 5.2: Frequência cardíaca de acordo com a faixa etária

Frequência Cardíaca normal na faixa pediátrica	
Faixa etária	**Frequência cardíaca**
Recém-nascido	140 - 160 bpm
6 meses	120-140 bpm
1 ano	110-120 bpm
6 anos	100 bpm
10 anos	90 bpm
Adulto	60-100 bpm

Na finalização do exame cardíaco deve-se verificar

- Pulsos — radiais, carotídeos, femorais, poplíteos, tibiais e pediosos (ritmo; intensidade; simetria; amplitude; estado da parede dos vasos, como p. ex., a perda da elasticidade nos pacientes arteriopatas);
- Turgência ou estase jugular (Figura 5.29)

- Edema
- varizes.

Abdome

O exame do abdome tem algumas particularidades que devem ser ressaltadas. Inicialmente, é o único sistema corporal em que não há uma lateralidade para uma comparação de simetria, exceto os rins, p. ex., a ausculta dos campos pulmonares deve ser comparada entre si e com equiparidade de resultados em situação de normalidade. Outro ponto fundamental é que a ordem da pesquisa dos sinais se inicia com a inspeção, ausculta, percussão e finaliza com a palpação. Deve-se proceder a ausculta imediatamente após a inspeção para que não haja alteração dos ruídos hidroaéreos devido à manipulação das alças intestinais.

A Figura 5.30 descreve as regiões do abdome anterior.

Inspeção

Tipo de abdome	• plano, globoso, em batráquio, escavado, em avental, pendular, distendido, rígido ou em tábua.
Verificar a presença	• de herniações, cicatrizes, circulação colateral, edema de parede abdominal e ascite.
Massas	• (tamanho, localização, contornos, pulsátil, aspecto da pele adjacente), lesões cutâneas, pulsações, movimentos peristálticos.
Observar a presença de alguns sinais semiológicos	• equimose periumbilical, hematoma (sinal de Cullen), equimose em flancos (sinal de Grey-Turner), nódulo em umbigo (nódulo da irmã Maria José) (Figura 5.31).

Ausculta

- Realizar a ausculta sempre antes da percussão ou palpação.
- Procurar auscultar os ruídos hidroaéreos (RHA) que poderão se apresentar: normoativos, ausentes, débeis, aumentados e metálicos.
- Verificar a presença de sopros.

Percussão

Realizar com a bexiga vazia, verificando:

Hepatimetria

- é a medida do tamanho do fígado. Deverá ser localizada a borda superior verificando à percussão, na linha hemiclavicular direita sentido cefalocaudal, a transição de som claro pulmonar para macicez e a borda inferior na transição do som maciço para o timpânico (Figura 5.32). A borda inferior do fígado é avaliada com maior precisão com a palpação
- À dor referida à percussão do fígado dá-se o nome de sinal de Torres-Homem, podendo corresponder a abscesso hepático
- Ainda na percussão, quando não houver a transição de som claro pulmonar para submaciço e maciço, deve-se suspeitar do sinal de Jobert (som timpânico), que pode indicar a presença de pneumoperitônio

Traube

- Espaço localizado entre as linhas hemiclavicular e a axilar média entre o 6º e o 10º espaço intercostal esquerdo (EICE). Normalmente o som detectado é o timpânico (Figura 5.33)

Giordano

- Percute-se a região lombar na altura da 12ª vértebra, paravertebral bilateralmente. Quando ocorrer dor à percussão tem-se o sinal de Giordano positivo (Figura 5.34)

Ascite	• o sinal mais precoce da detecção de ascite é o toque retal, que permite a sua suspeição a partir de 100 a 300 mL de líquido livre intra-abdominal. Entretanto, não é a manobra mais utilizada, sendo os mais praticados, os sinais a seguir: – Sinal do piparote: sensação à transmissão do sinal líquido de um lado do abdome a partir da percussão do lado contralateral (Figura 5.35). – Semicírculo de Skoda: paciente em decúbito dorsal horizontal com verificação de percussão timpânica no centro do abdome e maciça nos flancos e hipogástrio (Figura 5.36). – Macicez móvel: paciente em decúbito lateral, direito ou esquerdo com evidência de macicez no lado do abdome em contato com o leito e timpânico no contralateral (Figura 5.37).   
Sinais de irritação peritoneal 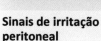	• Dor à percussão localizada em patologias bloqueadas ou processos inflamatórios/infecciosos iniciais ou dor difusa à percussão em situações de peritonite disseminada

Palpação

Regiões dolorosas definidas pelo paciente deverão ser palpadas ao final do exame do abdome para se evitar o desconforto do paciente, dificultando a continuidade do exame clínico.

Superficial	• verificar a sensibilidade, espessura da parede abdominal, tumorações, solução de continuidade e tensão.
Profunda  	• palpar os pontos dolorosos (cístico ou biliar, apendicular, ureterais e esplênico); palpar o fígado, baço, cólon e rins (Figura 5.38).

Fígado  	• Usar a técnica de Mathieu (Figura 5.39) e/ou Lemos Torres (Figura 5.40), caracterizando: – borda: fina ou romba; – regularidade da superfície: regular ou irregular; – sensibilidade: doloroso ou indolor; – consistência: elástica (normal), firme (aumentada) ou diminuída.
Refluxo hepatojugular	• Está presente quando a compressão do hipocôndrio direito por 10 segundos dilata a veia jugular.
Cólon	• Palpar principalmente o ceco (quadrante inferior direito) e sigmoide (quadrante inferior esquerdo)
Baço 	• A palpação é realizada na posição de Schuster (decúbito lateral direito, perna direita estendida e a coxa esquerda fletida 90º, braço sobre a cabeça) (Figura 5.41)
Rins 	• Técnica bimanual com o paciente em decúbito dorsal (Figura 5.42)

Neurológico

Estado mental

Nível de consciência	• Refere-se ao estado de alerta, consciência e percepção do indivíduo em relação ao meio. • Avaliar a atenção, a orientação no tempo e espaço, a memória e a linguagem.

Motricidade

Deverá ser avaliada de forma simétrica e comparativa nos membros superiores e inferiores, preferencialmente na posição sentada, mas sem impedimento de ser realizada nas posições ortostática ou em decúbito dorsal.

Força muscular	• Manobras de resistência e gravitacional (classificar)
Manobras deficitárias	• Manobra de prova deficitária dos braços estendidos (Figura 5.43), Mingazzini e Barré (Figura 5.44).

Tônus muscular	• avaliação através da movimentação passiva:
	   – hipertonia = tônus acentuado;
	   – hipotonia = tônus diminuído.

Movimentos anormais como p. ex., na doença de Parkinson.	

Reflexos

Os reflexos poderão estar normais, abolidos (arreflexia), exaltados ou vivos (hiper-reflexia) ou diminuídos (hiporreflexia).

Reflexos tendinosos profundos

O estímulo é feito pela percussão com martelo de reflexo no tendão do músculo a ser examinado.

Reflexo bicipital

- O braço do paciente deve ser parcialmente fletido no cotovelo, com a palma da mão para cima. Coloque seu polegar ou outro dedo firmemente sobre o tendão bicipital. Golpeie com o martelo de reflexo, de modo que o golpe vise diretamente o seu dedo na direção do tendão bicipital. Resposta: flexão do antebraço (Figura 5.45)

Reflexo tricipital

— Flexione o braço a 90º em relação ao tronco e o antebraço paralelo ao tronco com a palma da mão virada para trás. Percuta o tendão do tríceps acima do cotovelo. Observe a contração do músculo tríceps e a extensão do cotovelo. Resposta: extensão do braço (Figura 5.46)

Reflexo supinador ou braquiorradial

- O paciente deve manter a mão sobre o abdome ou colo, com a palma da mão virada para cima; percuta o tendão ao nível do punho. Resposta: observe a flexão e a supinação do antebraço (Figura 5.47)

Reflexo patelar

- O paciente pode ficar sentado ou deitado, com o joelho flexionado. Percuta o tendão logo abaixo da patela. Resposta: extensão da perna (Figura 5.48)

Reflexo aquileu

- Com o paciente sentado, efetue a dorsiflexão do pé, percuta o tendão de Aquiles. Com o paciente deitado, flexione uma das pernas no quadril e no joelho e faça a rotação em sentido externo apoiando o pé sobre a região anterior da perna oposta. Faça a dorsiflexão do pé e percuta o tendão de Aquiles (Figura 5.49).

Reflexos superficiais

Cutâneo plantar

- Percorra a face lateral da planta do pé com objeto de ponta romba superficialmente, desde o calcanhar até a concavidade do pé, fazendo uma curva medial. Resposta: flexão do hálux (Figura 5.50)

Cutâneo abdominal

- Paciente em decúbito dorsal, com a parede abdominal em completo relaxamento, examina-se o abdome do paciente estimulando no sentido da linha mediana. A resposta normal é a contração dos músculos abdominais que determina um leve deslocamento da cicatriz umbilical para o lado estimulado (Figura 5.51).

Pares cranianos

I. Nervo olfatório: testar o olfato do paciente utilizando álcool ou café ou menta.

II. Nervo óptico: testar os campos visuais por confrontação e a via aferente do reflexo fotomotor; realizar fundo de olho.

III. Nervo oculomotor: testar o reflexo fotomotor, elevação da pálpebra, movimento ocular.

IV. Nervo troclear: movimento ocular (olhar para a ponta do nariz).

V. Nervo trigêmeo: testar a sensibilidade da face e o movimento de mastigação.

VI. Nervo abducente: movimentação lateral do olho.

VII. Nervo facial: motricidade da face (mímica).

VIII. Nervo vestibulococlear: testar o equilíbrio estático (Romberg) e o equilíbrio dinâmico (marcha), audição; verificar a presença de nistagmo.

IX. Nervo glossofaríngeo: testar a gustação no terço posterior da língua, a deglutição (envolve os pares IX, X, XI), salivação, sinal da cortina (paralisia do palato).

X. Nervo vago: disfonia por paralisia da corda vocal; sinal da cortina, disfagia.

XI. Nervo acessório: testar a elevação do ombro e a rotação do músculo esternocleidomastóideo.

XII. Nervo hipoglosso: testar a movimentação da língua.

Obs: os pares cranianos III, IV e VI devem ser avaliados simultaneamente.

Sensibilidade

Testar a sensibilidade tátil (algodão seco), térmica (algodão umedecido com água morna) e dolorosa da face e dos quatro membros (utilizando um estilete rombo), preferencialmente o paciente com os olhos fechados. Quando possível, avaliar a sensibilidade vibratória utilizando um diapasão de 128 vibrações.

Coordenação motora

Avalia o cerebelo e a sensibilidade proprioceptiva.

Ataxia	• Perda da coordenação axial (tronco) ou apendicular (membros) de causa cerebelar, sensorial ou mista
Dismetria 	• Dificuldade de estabelecer a medida exata do movimento (teste dedo-nariz, teste calcanhar-joelho-tíbia) (Figuras 5.52 e 5.53) 
Disdiadococinesia 	• Dificuldade em realizar movimentos alternados e sucessivos (Figura 5.54)
Marcha ou equilíbrio dinâmico	• Verificar distúrbio de marcha
Equilíbrio estático 	• Prova de Romberg (paciente na posição vertical, pés juntos, olhando para frente, solicitar o fechamento das pálpebras) (Figura 5.55) • Romberg negativo = sem desequilíbrio

Sinais de irritação meníngea

Rigidez de nuca • Testar a mobilidade nucal (Figura 5.56)

Prova de Brudzinski • Uma mão na região occipital e a outra no tórax do paciente em decúbito dorsal com membros estendidos; executa-se uma flexão forçada da cabeça. A prova é positiva quando o paciente flete os membros inferiores (Figura 5.57)

Prova de Laségue • Paciente em decúbito dorsal, membros inferiores estendidos, o examinador eleva um membro estendido de cada vez. A prova é positiva quando o paciente refere dor na face posterior do membro examinado (Figura 5.58)

Prova de Kernig • Extensão da perna com a coxa fletida em ângulo reto sobre a bacia. A prova é positiva quando o paciente refere dor ao longo do trajeto do nervo ciático (Figura 5.59)

Membros e Coluna vertebral
Exame de Membros

O exame físico osteomuscular deverá ser realizado com o paciente trajando somente a roupa íntima em posição ortostática ou decúbito dorsal. Quatro aspectos deverão ser verificados: simetria, motricidade, mobilidade articular e a marcha. Para tanto, utiliza-se fundamentalmente das inspeções estática e dinâmica e da palpação.

Simetria

- Tamanho dos membros
- Alinhamento de membros superiores, inferiores e dos pés
- Simetria das pregas cutâneas (pregas glúteas e coxa)
- Deformidades ósseas e articulares
- Dor à palpação
- Atrofia muscular;
- proeminências e crepitações ósseas ou articulares;
- sinais flogísticos;
- nódulos subcutâneos;
- arco plantar.

Motricidade	• Verificar a força e o tônus muscular, a postura e a presença de movimentos anormais
Mobilidade articular	• Deve-se verificar a movimentação de cada uma das articulações do paciente, detectando possíveis limitações e a presença de dor
Temporomandibular 	• Abertura e fechamento da boca (Figura 5.60)
Ombro 	• Extensão, flexão, abdução, rotação interna e adução, rotação externa e abdução (Figura 5.61)

Cotovelo 	• extensão, flexão, pronação e supinação (Figura 5.62).
Punho 	• flexão palmar, dorsiflexão, desvio radial ou medial, desvio cubital ou lateral (Figura 5.63).
Metacarpo-falangianas e interfalangianas 	• flexão, extensão (Figura 5.64).
Polegar 	• flexão, extensão, abdução e oposição (Figura 5.65).

Quadril

- flexão, rotação interna em flexão e em extensão, rotação externa em flexão e em extensão, abdução, hiperextensão em decúbito ventral (Figura 5.66).

Joelho

- flexão e extensão (Figura 5.67).

Tornozelo

- dorsiflexão, flexão plantar, inversão e eversão (Figura 5.68).

Metatarsofalangianas

- flexão e extensão (Figura 5.69).

Marcha

- poderá estar limitada devido à dor ou alteração do equilíbrio.

Exame da Coluna Vertebral

O exame deverá ser realizado no plano frontal (anterior e posterior) e sagital com o paciente em pé, sentado e deitado, procedendo a inspeção e a palpação das estruturas ósseas e a musculatura paravertebral avaliando, também, a mobilidade da coluna vertebral.

Deve-se inspecionar:

- Simetria das cinturas escapular e pélvica (Figura 5.70)

- Grau do ângulo toracobraquial (ângulo de talhe) (Figura 5.71)

- Contratura da musculatura paravertebral
- A presença de nódulos ou tumorações
- Teste da inclinação anterior (Figura 5.72)

Pesquisa de cifose

- O paciente inclina-se para frente tentando tocar o solo sem fletir os joelhos. Essa posição acentua a cifose, facilitando a sua visualização (Figura 5.73)

Mobilidade da coluna

Coluna cervical, torácica e lombar

- Flexão, extensão, rotação direita e esquerda, lateralidade (Figura 5.74)

Testes e Sinais Especiais

Teste de Patrick ou FABERE

- O paciente deverá estar em decúbito dorsal com o quadril e o joelho flexionado e o pé apoiado sobre o joelho contralateral. A pelve é fixada com uma das mãos do examinador, enquanto a outra mão exerce pressão sobre o membro. Em caso de patologia do quadril e da articulação sacroilíaca o paciente referirá dor local (Figura 5.75)

Sinal de Bragard

- Promove-se a dorsiflexão do pé quando o membro inferior estiver elevado, provocando a exacerbação da dor em caso de lombociatalgia (Figura 5.76)

Bibliografia consultada

1. Barros Filho TEP, Lech O. Exame físico em ortopedia. 2ª ed. São Paulo: Sarvier; 2001.
2. Benseñor IM. Anamnese, exame clínico e exames complementares como testes diagnósticos. Rev Med (São Paulo). 2013;92(4):236-41.
3. Bickley Lyann S, Szilagyi Peter G. Bates Propedêutica médica. 8ª ed. Rio de Janeiro: Guanabara Koogan; 2005.
4. Kasper DL, Fauci AS, Hauser SL, et al. Medicina Interna de Harrison. 19ª ed. Porto Alegre: AMGH; 2017.

5. Meneghelli UG, Martinelli ALC. Princípios de semiotécnica de interpretação do exame clínico do abdômen. Medicina Ribeirão Preto. 2004;37:267-85.

6. Porto CC, Porto AL. Semiologia médica. 7ª ed. Rio de Janeiro: Guanabara Koogan; 2014.

7. Rivitti EA. Manual de dermatologia clínica de Sampaio e Rivitti. São Paulo: Artes Médicas; 2014.

8. Specialli JG. Semiotécnica neurológica. Medicina Ribeirão Preto. 1996;29:19-31.

9. Volpon JB. Fundamentos de ortopedia e traumatologia. São Paulo: Atheneu; 2014.

CAPÍTULO 6

Estrutura da Anamnese e Roteiro do Exame Físico

Margarete Vilins • Isaac José Felippe Corrêa Neto • Edson Vanderlei Zombini

Esse capítulo objetiva resumir as diversas seções da anamnese (Quadro 6.1) e as etapas da realização do exame físico (Quadro 6.2), orientando a sua elaboração. Assim, evita-se que o esquecimento de algo importante tanto na história clínica quanto no exame físico prejudique a realização de possíveis diagnósticos clínicos.

Quadro 6.1. Estrutura da anamnese
• Identificação
• Queixa Principal e Duração (QPD)
• História Pregressa da Moléstia Atual (HPMA)
• Interrogatório Sintomatológico dos Diversos Aparelhos (ISDA)
• Antecedentes Pessoais Fisiológicos e Patológicos
• Antecedentes Familiares
• Hábitos e Estilo de Vida
• Condições Socioeconômicas e Culturais
• Condições de Moradia
• Vida Conjugal e Relacionamento Familiar
• Contato com Pessoas Doentes

Quadro 6.2. Roteiro de descrição do exame físico

A. Avaliação geral do paciente

- **Estado geral** – observar nível de consciência, grau de contactuação, fácies, atitude, postura, marcha, biótipo, fala, movimentos involuntários, padrão respiratório
- **Coloração da pele** – verificar a presença de palidez, icterícia e cianose
- **Hidratação**
- **Edema**
- **Sinais vitais**
- **Estado nutricional**

B. Exame físico específico

- **Pele e fâneros**
- **Linfonodos**
- **Cabeça e pescoço** – crânio, olhos, orelhas, nariz, seios da face, boca, orofaringe, articulação temporomandibular, tireoide
- **Tórax (aparelho respiratório)**
  - **Inspeção estática** – forma e simetria
  - **Inspeção dinâmica** – tipo, ritmo, amplitude e frequência respiratória
  - **Palpação** – expansibilidade, frêmito
  - **Percussão** – som claro pulmonar
  - **Ausculta** – murmúrio vesicular e ruídos adventícios
- **Tórax (Sistema Cardiovascular)**
  - **Inspeção** – cianose, baqueteamento de dedos, unhas em vidro de relógio, ictus, abaulamentos, batimentos visíveis
  - **Palpação** – frêmito cardiovascular e palpação de pulsos
  - **Ausculta** – áreas cardíacas
- **Abdome**
  - **Inspeção** – tipo, herniações, cicatrizes, circulação colateral, massas, ascite
  - **Ausculta** – ruído hidroaéreo (RHA), sopros
  - **Percussão** – hepatimetria, Traube, Giordano, sinais de ascite e irritação peritoneal
  - **Palpação** – superficial e profunda

Continua >>

>> Continuação

Quadro 6.2. Roteiro de descrição do exame físico

- **Neurológico**
  - Estado Mental
  - Motricidade
  - Reflexos Profundos e Superficiais
  - Pares Cranianos
  - Sensibilidade
  - Coordenação Motora
  - Sinais de Irritação Meníngea

- **Membros e Coluna Vertebral**
  - Simetria
  - Motricidade
  - Mobilidade
  - Marcha

- **Testes e Sinais Especiais**
  - Patrick ou Fabere
  - Bragard
  - Pesquisa de rigidez de nuca
  - Kernig
  - Brudzinski
  - Laségue

CAPÍTULO **7**

Importância do Raciocínio Clinico

Margarete Vilins • Beatriz Fogarolli Afonso

O termo raciocínio clínico é utilizado na literatura científica para designar os processos mentais envolvidos no atendimento aos usuários dos sistemas de saúde.

- Deriva do latim: *Raciocinium* = cálculo, avaliação, uso da razão.
- Clínico remete à palavra grega *Klinikos* = relativo ao leito, clínica, onde são realizados os procedimentos preventivos, curativos e paliativos à análise dos sinais e sintomas manifestados pelos doentes.

Está presente em todas as ações e decisões assistenciais do médico, desde o diagnóstico dos fenômenos, a escolha de intervenções apropriadas e a avaliação dos resultados obtidos.

A competência diagnóstica constitui um determinante da qualidade da prática médica e está intimamente relacionada à aquisição de conhecimentos teóricos e práticos pelo profissional e à forma como esses conhecimentos estão organizados na sua memória e são acionados quando da solução de um determinado caso clínico. Este processo de organização mental e utilização dos conhecimentos médicos denomina-se raciocínio clínico.

É por meio dele que o profissional define o diagnóstico e a conduta a ser tomada, promovendo a cura ou o alívio dos sintomas, se o raciocínio estiver correto, ou o contrário, em caso de diagnóstico equivocado.

É sabido que erros diagnósticos podem ocorrer em 5 a 10% dos casos assistidos e que esses constituem em substancial fonte de complicações evitáveis, determinando prejuízos clínicos e financeiros ao paciente e seus familiares. Portanto, o desenvolvimento da habilidade de raciocínio clínico na elaboração de diagnósticos corretos faz-se necessário desde o início da graduação médica.

O treinamento do raciocínio clínico e a acurácia diagnóstica estão intimamente relacionados ao estágio de aprendizagem teórico-prática em que se encontra o graduando em medicina. A expertise médica, entendida como competência diagnóstica, é, portanto, resultado de um processo dinâmico que se desenvolve com o tempo.

Tomar uma decisão constitui um processo pelo qual se escolhe uma ou algumas ações dentre várias possíveis. A escolha é baseada em um conjunto de informações que levam o intelecto a processar possibilidades de desfecho, optando pela mais aprazível ou de maior probabilidade de sucesso.

A partir das histórias que compõem as narrativas dos pacientes (a anamnese) e da observação e detecção de sinais de adoecimento em seus corpos (o exame físico) é que os médicos obtêm os dados necessários ao raciocínio clínico. A esse método de investigação damos a denominação de Semiologia Médica, base do raciocínio clínico e elemento fundamental ao diagnóstico.

Fases de desenvolvimento do raciocínio clínico

A dinâmica de desenvolvimento do raciocínio clínico e da competência diagnóstica na formação médica se processa de forma sistematizada.

Inicialmente, o saber adquirido nas disciplinas básicas durante a graduação, bem como os conhecimentos das causas e consequências das doenças, do ponto de vista de mecanismos biológicos e fisiopatológicos envolvidos, proporcionam um terreno fértil para a formulação de diagnósticos simplificados.

Posteriormente, já no ciclo clínico, ocorre uma mudança no padrão de conhecimento, assim, o aluno de medicina é treinado para a elaboração de diagnósticos sindrômicos e anatômicos a partir do agrupamento de sinais e sintomas detectados na anamnese e no exame físico do paciente.

Reconhecem-se dois mecanismos específicos de raciocínio clínico: o raciocínio clínico não analítico e o raciocínio clínico analítico ou reflexivo.

Raciocínio clínico não analítico

O contato rotineiro com casos clínicos semelhantes faz com que o conhecimento construído se acumule na memória do futuro profissional, formando "roteiros ou *scripts* de doenças" armazenados como um arquivo mental.

Estes arquivos mentais vão conter poucas informações sobre mecanismos fisiopatológicos causais, porém são ricos em conhecimentos clínicos que relacionam um grupo de sinais e sintomas a determinados diagnósticos sindrômicos.

Com os "*scripts* de doenças" formados no mental ao se defrontar com um caso clínico, o médico é capaz de reconhecer padrões clínicos e de correlacioná-los com um ou mais dos *scripts* que tem arquivado em sua memória.

É evidente que a possibilidade de acerto diagnóstico dependerá da experiência do profissional e do nível de complexidade do caso clínico apresentado.

O profissional médico, servindo-se de "roteiros ou *scripts* de doenças" já no primeiro contato com seu paciente, capta as "pistas" na história clínica, semelhante a um detetive que utiliza pistas para solucionar um caso policial. A partir daí parte-se para a investigação de novas informações clínicas e/ou exames complementares, a fim de reforçar ou descartar a hipótese diagnóstica inicial, podendo inclusive gerar novas impressões clínicas.

Essa maneira de raciocínio clínico se faz de forma automática, instintiva e rápida, partindo do reconhecimento de um padrão clínico.

A esse mecanismo de pensamento automático, intuitivo e inconsciente para obter respostas para aquilo que se procura dá-se o nome de heurística. É um atalho mental no pensamento humano para se chegar a resultados de questões de modo rápido e fácil, mesmo que sejam incorretos ou incompletos.

Embora eficaz, a heurística pode predispor a equívocos e vieses. Um exemplo de atalho mental aplicado dessa forma é o julgamento de um indivíduo com base no estereótipo do grupo ao qual pertence.

São reconhecidas algumas formas de heurística utilizadas na medicina:

- Heurística de ancoragem;
- Heurística de representatividade;
- Heurística de disponibilidade.

Heurística de Ancoragem	• Processo de anamnese dirigida praticado por um profissional experiente guiando suas perguntas, com base em uma suspeita diagnóstica inicial que será utilizada como âncora, reduzindo assim o tempo de investigação. Nesse caso o médico, inconscientemente, poderá direcionar as perguntas ao seu diagnóstico, gerando assim um possível viés no resultado do seu raciocínio (p. ex.: paciente sexo masculino, 60 anos de idade, com quadro de dor precordial. O médico formula perguntas direcionadas ao diagnóstico de infarto agudo do miocárdio)
Heurística de representatividade	• Processo comparativo entre a descrição da história natural da doença e as manifestações apresentadas pelo paciente, pressupondo a existência de apenas um único diagnóstico. Apesar de descartar a grande maioria de outras causas, restando poucas opções viáveis, é passível de factibilidade pois não há um paciente no mundo perfeitamente igual a outro. Sendo assim, por mais semelhantes que os sinais e sintomas sejam, comparados à história natural de uma doença, sempre haverá algum grau de incerteza. Além disso, o conhecimento atual acumulado faz com que a necessidade que havia anteriormente de buscar um diagnóstico que unificasse todos os sinais e sintomas do paciente não exista obrigatoriamente (p. ex.: paciente sexo masculino, 60 anos de idade, com quadro de dor precordial tipo queimação, com irradiação para a mandíbula e o membro superior esquerdo associada a náuseas e sudorese profusa, com antecedente de ser tabagista e sedentarismo. O médico compara os dados clínicos com a história natural de um infarto agudo do miocárdio, finalizando assim o seu diagnóstico)

Heurística de Disponibilidade	• esse tipo de heurística apodera-se de dados epidemiológicos estatísticos e do acesso às histórias semelhantes já presenciadas pelo profissional
	(p. ex.: paciente residente na região amazônica com quadro de febre recorrente e calafrios, a hipótese diagnóstica mais provável é de malária, pois esse reside em área com alta endemicidade dessa afecção)

Uma falha que pode ocorrer na heurística é quando o médico, estimulado por fatores marcantes e recentes da prática clínica, tende a procurar com maior ênfase um diagnóstico, valorizando excessivamente os dados que corroborem com a suspeita.

Raciocínio clínico analítico ou reflexivo

Diante de casos mais complexos e com manifestações clínicas que fogem aos padrões, faz-se necessário um raciocínio clínico mais elaborado e consciente, gerando hipóteses diagnósticas que serão testadas para verificar a sua veracidade.

Decorre desse tipo de raciocínio clínico o estabelecimento de diagnósticos diferenciais que devem ser considerados e, a partir de uma análise criteriosa, a escolha entre eles do mais provável.

O médico, diante de um problema (caso clínico), formula inicialmente uma hipótese (diagnóstico) para explicá-lo. Após isso, lança testes (anamnese, exame físico e exames laboratoriais) com potencial para refutá-la. Caso esses testes não consigam refutar a hipótese, ela é firmada como verdadeira (diagnóstico correto), possibilitando a tomada de ação (terapêutica). Caso a hipótese seja rejeitada, novas hipóteses serão testadas na busca da mais provável.

Esse método de testagem de hipóteses é denominado hipotético-dedutivo.

A qualidade da formulação de um diagnóstico depende da experiência clínica e do conhecimento teórico-prático do profissional. O fato de testar a hipótese inicial, a partir da exclusão de possíveis diagnósticos diferenciais, promove maior possibilidade de acerto.

Concluindo, o raciocínio clínico para a formulação do diagnóstico e a tomada de decisões médicas envolve diferentes processos cognitivos que, atuando isoladamente ou em associação, facilitam a prática clínica na obtenção dos diagnósticos sindrômico e anatômico. É importante que o profissional médico conheça as vantagens e os vieses de cada um desses mecanismos e utilize-os de forma ponderada em prol do benefício do seu paciente.

Bibliografia consultada

- A Réa Neto. Raciocínio clínico – o processo de decisão diagnóstica e terapêutica. Rev Ass Med Brasil. 1998;44(4):301-11.
- Eva K. What every teacher needs to know about clinical reasoning. Med Educ. 2005;39(1):98-106.
- Fernandes RAF, Ibiapina CC, Malloy-Diniz LF. Dinâmica de Desenvolvimento do Raciocínio Clínico e da Competência Diagnóstica na Formação Médica. REV MED Minas Gerais. 2016;26(SUP6):515-518.
- Gomes LF, Gomes CFS, Almeida AT. Tomada de decisão gerencial: um enfoque multicritério. 2ª ed. São Paulo: Atlas; 2006. p. 264.
- Houaiss A, Villar MS. Dicionário Houaiss da Língua Portuguesa. Rio de Janeiro (RJ): Objetiva; 2001.
- Khullar D, Jha A, Jena A. Reducing diagnostic errors: why now? New Eng J Med. 2015;373(26):2491-3.
- Kohn L, Corrigan J, Donaldson M. To err is human. Washington, DC: National Academy Press; 2000.
- Mark DB. Tomada de decisões em medicina clínica. In: Braunwald E, Fauci AS, Kasper DL, et al. (Organizadores). Harrison Medicina Interna. Volume I. 17ª ed. Rio de Janeiro: McGraw Hill Interamericana do Brasil Ltda; 2008. p. 16-23.
- Norman GR, Brooks LR. The non-analytical basis of clinical reasoning. Adv Health Sci Educ Theory Pract. 1997;2:173-84.
- Oliveira DPR. Sistemas de informações gerenciais: estratégias, táticas,
- operacionais. 9ª ed. São Paulo: Atlas; 2004. p. 24.
- Pelaccia T, Tardif J, Triby E, Charlin B. An analysis of clinical reasoning through a recent and comprehensive approach: the dual-process theory. Med Educ Online. 2011; 16: 10.3402/meo.v16i0.5890. [acessado em: 14 jul 2018]. Disponível em: <https://www.ncbi.nlm.nih.gov/pmc/articles/PMC3060310/>.
- Porto CC, Porto AL. Semiologia médica. 7ª ed. Rio de Janeiro: Guanabara Koogan, 2014.
- Schmidt H, Rikers R. How expertise develops in medicine: knowledge encapsulation and illness script formation. Med Educ. 2007;41:1133-9.
- Schmidt HG, Norman GR, Boshuizen HP. A cognitive perspective on medical expertise: theory and implication. Acad Med. 1990;65:611-21.

SEÇÃO 3

PARTICULARIDADES DA SEMIOLOGIA DA CRIANÇA, DO IDOSO E NA ATENÇÃO BÁSICA

ESPIRITUALIDADE NA ASSISTÊNCIA À SAÚDE

SEGURANÇA DO PACIENTE

CAPÍTULO 8

Particularidades da Anamnese Pediátrica

Priscilla Battiston Junqueira Meirelles • Edson Vanderlei Zombini

A anamnese pediátrica é similar à realizada no adulto. No entanto, deve-se atentar a algumas peculiaridades que deverão ser questionadas, aprofundadas e relatadas em alguns de seus segmentos, particularmente em antecedentes pessoais, vacinação, alimentação, desenvolvimento neuropsicomotor e constituição familiar.

O acompanhante nessa situação, participa ativamente no fornecimento das informações, sendo necessária a anotação do nome e o grau de parentesco do informante, bem como a qualidade da informação obtida.

Deve-se, sempre que possível, estimular a manifestação da criança ou do adolescente na verbalização de suas queixas.

Antecedentes Pessoais

Pré-natal: deve ser questionado o planejamento da gravidez do paciente (aceitação ou rejeição); número de consultas no pré-natal; intercorrências durante a gestação; uso de medicamentos; uso de drogas (álcool, tabaco, drogas ilícitas); exames realizados e, se possível, seus resultados.

Parto: tipo de parto do paciente (normal, fórceps, cesárea); idade gestacional do recém-nascido; peso e estatura ao nascer; vitalidade ao nascer (Apgar); intercorrências apresentadas pelo recém-nascido durante a permanência na maternidade.

Vacinação

Descrever as vacinas recebidas (tipo de vacina e número de doses) e possíveis reações vacinais. A Tabela 8.1 relaciona as vacinas do atual Calendário Nacional de Imunização.

Tabela 8.1. Calendário Nacional de Imunização

Calendário Nacional de Imunização		
Criança		
Idade	**Vacina**	**Dose**
Ao nascer	**BCG** (ID) **Hepatite B** (IM vasto lateral da coxa D)	Dose única 1ª Dose
2 meses	**VIP** (IM vasto lateral coxa D) + **Penta** (IM vasto lateral E) + **Pneumo 10** (IM vasto lateral coxa D) + **Rotavírus** (via oral)	1ª dose
3 meses	**Meningo C** (IM vasto lateral coxa D)	1ª dose
4 meses	**VIP + Penta + Pneumo 10 + Rotavírus**	2ª Dose
5 meses	**Meningo C**	2ª dose
6 meses	**VIP + Penta**	3a. Dose
9 meses	**Febre Amarela** (SC deltoide E)	1ª dose
12 meses	**Tríplice viral** (SC deltoide E)	1ª Dose
	Meningo C	Reforço
	Pneumo 10	Reforço
15 meses	**DPT** (IM vasto lateral coxa E)	1º Reforço
	VOP (via oral)	1º Reforço
	Hepatite A (IM vasto lateral coxa D)	Dose única
	Tetra viral (SC deltoide E)	Dose única
4 anos	**VOP + DPT**	2º Reforço
	Varicela	Reforço
	Febre Amarela	Reforço
9 - 14 anos (sexo feminino)	**Papilomavírus Humano (HPV quadrivalente: 6,11,16 e 18)** (IM deltoide E)	2 doses (0 e 6 meses)
11 - 14 anos (sexo maculino)	**Papilomavírus Humano (HPV quadrivalente: 6,11,16 e 18)** (IM deltoide E)	2 doses (0 e 6 meses)
Adolescente		
Idade	**Vacina**	**Dose**
10-19 anos	**Dupla Bacteriana Adulto (dT)**	Reforço/10 anos
	Vacina antimeningocócica C	1º Reforço ou dose única (verificar situação vacinal)
	Vacina Tríplice viral	2 doses
	Vacina anti-Hepatite B	3 doses (verificar situação vacinal)
	Vacina antifebre Amarela	Na ausencia de imunização prévia
	Vacina antipneumocócica 23	1 dose

Fonte: Ministério da Saúde 2020.

Alimentação

A descrição do diário alimentar depende da idade da criança:

Recém-nascidos (RN) e lactentes	• Relatar o tempo em que a criança foi amamentada exclusivamente ao seio materno; descrever a época em que foram introduzidos novos alimentos, os horários de oferta, a aceitação da criança e possíveis reações alérgicas a algum alimento – Em caso de uso de leite de vaca (fórmula, *in natura* ou pasteurizado fluido ou em pó), descrever o tipo e a diluição utilizada, o volume e o horário oferecido e a aceitação alimentar da criança (p. ex.: tipo – fórmula oferecida a cada 3 horas)
Preparo	• Quatro medidas do pó para 120 mL de água fervida.
Aceitação	• Ingere 100 mL por oferta.
Crianças maiores e adolescentes	• Descrever o horário, o tipo de alimento ingerido e a aceitação alimentar.

Desenvolvimento Neuropsicomotor

Descrever a idade em que a criança obteve as seguintes aquisições:

• Acompanhamento de objetos com o olhar e com o desvio da cabeça

• Sorriso social

• Sustentação da cabeça

• Sentou

• Engatinhou

• Andou

• Falou

• Controle esfincteriano (anal e vesical)

Descrever a presença de alguma anormalidade:

• Gagueira

• Birra

• Rebeldia

• Hiperatividade

• Dificuldade de socialização

• Relatar a escolaridade e o aproveitamento escolar da criança

• Descrever os métodos de disciplina: métodos educativos (castigos, agressões verbais e físicas)

- Citar as atividades lúdicas realizadas pela criança: brincadeiras e brinquedos preferidos; prática de esportes. Descrever quanto tempo ou quantas horas do dia fica no computador, *tablet*, televisão e celular

- **Sono:** relatar rotina do sono, qual horário que dorme e acorda. Relatar qualidade do sono; se acorda para mamar ou acorda gritando, chorando

- **Sexualidade:** questionar a curiosidade da criança sobre esse tema; nos adolescentes, perguntar os métodos de prevenção de doenças sexualmente transmitidas e uso de anticonceptivos naqueles com vida sexualmente ativa.

Constituição familiar

- **Pai:** idade, profissão, estado de saúde, hábitos e vícios.
- **Mãe:** idade, profissão, estado de saúde, hábitos e vícios.
- **Irmãos:** idade, sexo, escolaridade e estado de saúde.

Obs: informar se os pais vivem juntos e, caso contrário, descrever quem cuida diariamente da criança e a frequência com que a mesma tem contato com o pai ou a mãe.

Testes de Triagem Neonatal do Sistema Único de Saúde (SUS)

- Teste do pezinho
- Triagem auditiva neonatal
- Teste do reflexo vermelho
- Exame de oximetria de pulso (Teste do Coraçãozinho)
- Teste da linguinha

Objetivos do programa:

- Promover a detecção de doenças genéticas e/ou congênitas em fase pré-sintomática nos recém-nascidos da população brasileira
- Permitir a intervenção clinica precoce e proporcionar o tratamento adequado
- Diminuir a morbimortalidade e as consequenciais irreversíveis ao desenvolvimento físico e intelectual da criança.

Teste do pezinho	• Exame feito a partir de sangue coletado do calcanhar do bebê. Permite identificar as seguintes doenças: fenilcetonúria, hipotireoidismo congênito, fibrose cística, além de identificar o tipo de hemoglobina da criança e toxoplasmose.
Triagem auditiva neonatal (TAN)	• Tem por finalidade a identificação precoce da deficiência auditiva nos neonatos

Teste do reflexo vermelho	• Ferramenta para detectar alterações que possam comprometer a transparência dos meios oculares. Direciona-se uma luz ao olho da criança a uma distância de 20 cm e verifica-se a presença de um reflexo de tom vermelho semelhante ao observado em fotografias com *flash*. Caso a cor seja opaca, branca ou amarelada, significa que o recém-nascido possui alguma patologia ocular, como: catarata, glaucoma, inflamações intraoculares (ex.: toxoplasmose), tumores intraoculares (ex.: retinoblastoma) e descolamento de retina
Exame de oximetria de pulso (Teste do Coraçãozinho)	• O teste permite identificar precocemente se o RN tem alguma doença grave no coração. O procedimento é simples, rápido e indolor. Consiste em medir a oxigenação do sangue e os batimentos cardíacos do recém-nascido com o auxílio de um oxímetro
Teste da linguinha	• Possibilita diagnosticar e indicar o tratamento precoce das limitações dos movimentos da língua. Consiste na avaliação do frênulo da língua em recém-nascidos para verificar futuros problemas na amamentação, dentição e na fala.

Particularidades do Exame Físico Pediátrico

O exame físico da criança e/ou adolescente tem a finalidade de avaliar o seu crescimento e desenvolvimento, reconhecendo o estado de normalidade ou de possíveis patologias, além de identificar situações de risco à sua integridade. Alguns cuidados deverão ser tomados antes de iniciá-lo:

• Higienizar as mãos adequadamente

• Utilizar os equipamentos de proteção individual (EPIs) quando necessário

• Assegurar um ambiente bem iluminado com garantia do conforto e da privacidade da criança e/ou adolescente

• Ter em mãos os equipamentos necessários à realização do exame físico (estetoscópio, esfigmomanômetro, relógio com ponteiro de segundos, otoscópio, abaixador de língua, lanterna, martelo para verificar os reflexos, oftalmoscópio)

• Esclarecer ao paciente cada uma das manobras do exame

• Visualizar uma região do corpo por vez, cobrindo as demais regiões com lençol, particularmente nos adolescentes

O exame físico inicia-se na inspeção do aspecto geral da criança e na detecção das medidas de peso e estatura, nos lactentes a mensuração de perímetro cefálico, torácico e abdominal antes ou após a verificação dos sinais vitais.

Os dados de peso e estatura deverão ser anotados em um gráfico ponderoestatural, com o objetivo de acompanhar o ritmo de crescimento da criança.

Na inspeção do aspecto geral devem-se observar sinais de desconforto na expressão facial (interesse, desprezo, medo, raiva, tristeza, ansiedade e dor), aspecto do vestuário e higiene corporal.

Além disso, devem-se verificar sinais e sintomas de alarme, tais como caquexia e prostração.

Observa-se o nível de consciência e grau de contactuação com o meio, a fácies, a atitude, a postura, a marcha, a presença de movimentos involuntários, o biótipo, a fala, o estado de hidratação e padrão respiratório.

Essa fase do exame físico poderá mostrar a capacidade de reação do paciente mediante a doença, ou seja, a repercussão da doença no organismo como um todo.

Após essa rápida avaliação, classifica-se o estado geral do paciente em:

- **Bom estado geral (BEG)**
- **Regular estado geral (REG)**
- **Mau estado geral (MEG)**

Exame Físico Geral

Mucosa, Pele, Tecido Celular Subcutâneo

Deverá ser verificado o grau de hidratação e a coloração da pele da criança.

A hidratação é verificada pelo brilho e profundidade dos olhos e a umidade das mucosas (oral e conjuntival). A criança desidratada apresenta-se com os olhos encovados e sem brilho e as mucosas secas, com ausência de saliva e o turgor pastoso. Verifica-se o turgor a partir de uma prega realizada na face interna da coxa ou na parede abdominal anterior. Em condições de normalidade o turgor é descrito como firme e elástico, na desidratação esse perde a sua firmeza, tornando-se pastoso, e na desnutrição perde a sua elasticidade, apresentando-se frouxo.

Quanto à coloração, deve-se procurar em toda a superfície da pele e/ou mucosa sinais de palidez, cianose e icterícia. Esta última é relativamente comum no RN, assim como o vérnix caseoso e a mancha mongólica, descritos a seguir.

Icterícia	• Coloração amarelada da pele e das mucosas, decorrente do excesso de bilirrubina. É comum em RN devida à destruição da hemoglobina fetal e à imaturidade hepática na sua metabolização
Vérnix caseoso	• Substância branca e gordurosa que recobre a pele do recém-nascido ao nascimento, tendo função hidratante, termorreguladora e bactericida

| **Mancha mongólica** | • Mancha de cor azul-acinzentada, com tonalidade variável e com margens irregulares. Localiza-se frequentemente na área lombossacra (dorso e/ou nádegas), podendo também aparecer, com menos frequência, nas coxas e nos ombros. Aparece em cerca de 80% dos recémnascidos das raças negra e mongólica. Tende a desaparecer na primeira infância, podendo demorar um pouco mais, quando múltiplas |

Linfonodos

Deve-se palpar todas as cadeias ganglionares, verificando a presença de adenomegalias. É prudente lembrar que gânglios linfáticos aumentados são normais na faixa etária pediátrica, devido ao estímulo antigênico frequente nessa faixa etária. Representam uma resposta transitória do sistema imunitário a infeções benignas locais, principalmente das vias aéreas superiores. No entanto, alguns linfonodos aumentados merecem observação rigorosa:

- inguinal ≥ 1,5 cm;
- epitroclear ≥ 0,5 cm;
- cervical e axilar ≥ 2 cm de diâmetro;
- linfonodo supraclavicular sempre deve ser considerado anormal.

Obs.: em casos de adenomegalia associada a palidez cutânea, estado geral comprometido e hepatoesplenomegalia, deve-se pensar na possibilidade de doença maligna.

Exame Físico Segmentar

Segmento Cefálico

Crânio

O crânio do recém-nascido é composto pelos ossos, e entre eles existem as suturas que são as "junções" entre os ossos e as fontanelas, popularmente conhecidas como "moleira". Suturas e as fontanelas permitem o crescimento do crânio e, também, facilitam a passagem do crânio no canal de parto (Figura 8.1).

Craniotabes	• Diminuição da consistência dos ossos do crânio, particularmente dos parietais.
Bossa serossanguínea	• Coleção sanguínea abaixo do couro cabeludo, decorrente do trabalho de parto, não delimitada pelas suturas, desaparecendo em poucos dias após o nascimento.
Céfalo-hematoma	• Coleção sanguínea abaixo do periósteo, delimitada pelas suturas (não ultrapassa os limites da sutura), decorrente do trabalho de parto, levando um pouco mais de tempo para o seu desaparecimento.
Craniossinostose	• Fechamento prematuro de uma ou mais suturas cranianas, podendo alterar o formato do crânio ou mesmo impedir seu crescimento normal.
Fontanelas muito amplas	• Podem se relacionar a alguns tipos de doenças, como p. ex., hipotireoidismo congênito, raquitismo e hidrocefalia. • A fontanela posterior completa o seu fechamento entre 3 e 6 meses de idade, enquanto a anterior entre 9 e 18 meses de idade (Tabela 8.2).

Tabela 8.2. Tipo e tempo de fechamento das fontanelas

Tipo de Fontanela	Tempo de Fechamento
Fontanela Anterior	9 a 18 meses de idade
Fontanela Posterior	3 a 6 meses de idade

Microcefalia	• Condição neurológica rara, em que a cabeça e o cérebro da criança são significativamente menores que os de outras da mesma idade e sexo. Ocorre em doenças como, p. ex., Zika vírus e rubéola congênita

Face

Fácies	• Situação em que algumas características anatômicas da face da criança lembram uma determinada síndrome, como p. ex. a fácies da síndrome de Down.
Olhos	• Verificar a presença de estrabismo divergente e convergente, nistagmo (movimentos incoordenados e involuntários dos olhos), olhar em "sol poente" que ocorre na hipertensão intracraniana e de leucocoria sugestiva de retinoblastoma (tumor intraocular).
Ouvidos	• Verificar a presença de deformidades da orelha. É importante salientar que estas alterações poderão se manifestar como malformações isoladas ou associadas a surdez ou malformações renais.

Particularidades da Anamnese Pediátrica

Boca	• Necessário verificar a presença de alterações dos lábios, do palato, da orofaringe e a dentição (presença e estado de conservação dos dentes). – *lábio leporino/fenda palatina:* essas anomalias se apresentam como um defeito congênito das estruturas que formam a boca, podendo ocorrer isoladamente ou ao mesmo tempo. Trata-se de uma divisão no lábio superior, entre a boca e o nariz, decorrente da falta de fusão adequada das duas partes do rosto do bebê durante a gestação. Os tipos de lábio leporino variam desde uma pequena fenda no lábio superior à total separação nos dois lados do lábio, atingindo até o nariz; – *nódulos de Bohn:* são estruturas benignas, com o formato de pequenos nódulos branco-amarelados, que surgem na gengiva de recém-nascidos, confundindo-se eventualmente com os dentes. Geralmente desaparecem nos primeiros meses de vida; – *pérolas de Epstein:* semelhantes aos nódulos de Bohn, porém, localiza-se no centro do palato, desaparecendo espontaneamente.
Dentes 	– A erupção dentária inicia-se a partir do 6º mês de vida, seguindo, geralmente, uma ordem específica, como descrita na Figura 8.2:

Pescoço

No exame de pescoço deverão ser observados possíveis desvios da cabeça, caracterizando o torcicolo congênito; a presença de tumoração em região cervical mediana, como o cisto tireoglosso, e/ou na região cervical lateral, como o cisto braquial.

Tórax

No exame do segmento torácico deve-se atentar para situações relativamente comuns na infância:

Ginecomastia	• Proliferação benigna do tecido glandular da mama masculina. Estima-se que 60 a 90% dos recém-nascidos apresentam ginecomastia transitória devido ao ambiente de alta taxa de estrógenos na gravidez, regredindo em 2 a 3 semanas após o parto. O segundo pico é durante a puberdade, com prevalência variando de 4 a 69% dos adolescentes

Ictus cordis	• Localiza-se mais alto e mais lateralizado em relação ao adulto. No período neonatal está situado no 3º ou 4º espaço intercostal esquerdo (EIE) para fora da linha hemiclavicular esquerda. No lactente, situa-se no 4º EIE, ainda um pouco para fora da linha hemiclavicular
Arritmia sinusal	• Caracteriza-se por aceleração do coração na inspiração e desaceleração na expiração. É comum em crianças e adolescentes

Abdome

Tipo de abdome 	• O recém-nascido e o lactente apresentam o seu abdome em formato globoso, ao contrário das crianças maiores, em que se apresenta plano (Figura 8.3).
Palpação de fígado e baço	• Comum palpar no lactente o fígado até 2 cm do rebordo costal direito de característica fibroelástica, superfície lisa e indolor e, também, em alguns lactentes o baço a 1 cm rebordo costal esquerdo.
Coto umbilical	• Frequentemente a queda do coto umbilical ocorre entre o 7º e 10º dia de vida. Deve-se atentar para a presença de secreção e odor forte local, bem como as características da pele ao seu redor.

Órgãos Genitais Externos

Algumas alterações poderão estar presentes no exame físico da genitália masculina e feminina.

Órgão Genital Masculino

Hidrocele e Hérnia Escrotal

Caracterizam-se pelo aumento do volume da bolsa escrotal.

Na hidrocele ocorre a presença de líquido em quantidades anormais dentro do escroto, envolvendo o testículo. Pode ser unilateral ou bilateral. As hidroceles podem ser congênitas ou adquiridas.

Na hérnia inguinal ocorre a presença de alça intestinal no interior da bolsa escrotal.

A transiluminação da bolsa escrotal permite a diferenciação entre hidrocele e hérnia inguinoescrotal (Figuras 8.4 e 8.5).

Criptorquidia

É a ausência do testículo na bolsa escrotal. Pode ser uni ou bilateral.

Fimose

É a aderência prepucial à glande, presente ao nascimento, que costuma desaparecer, permitindo a exposição desta última ao longo do crescimento da criança. Pode ser classificada segundo a retratibilidade do prepúcio em:

- **Grau 1:** retração completa sem estreitamento do prepúcio atrás da glande.
- **Grau 2:** retração completa com estreitamento do prepúcio atrás da glande.
- **Grau 3:** exposição parcial da glande limitada pelo prepúcio.
- **Grau 4:** retração discreta do prepúcio sem exposição da glande e do meato uretral.
- **Grau 5:** nenhuma retração prepucial é possível.

Órgão Genital Feminino

Sinéquia vaginal	• Também conhecida como fusão ou aderência dos pequenos lábios vaginais, acomete meninas de até 10 anos, sendo mais frequente até os 2 anos de idade. A causa desta aderência ainda não é conhecida, mas está relacionada à baixa produção de estrogênio
Secreção vaginal	• Nos primeiros dias de vida poderá ocorrer a presença de secreção vaginal de aspecto catarral ou sanguinolento, devida à passagem de hormônios maternos via placenta, desaparecendo espontaneamente até o final do primeiro mês de idade

Ânus e Região Sacrococcígea

Imperfuração anal	• É um defeito congênito, o ânus está bloqueado ou não tem abertura. O diagnóstico é normalmente feito logo após o nascimento. Trata-se de um caso grave e que requer tratamento imediato. Na grande maioria, os bebês precisam ser submetidos a uma cirurgia para corrigir o defeito
Mielomeningocele	• Também conhecida como espinha bífida aberta, é uma malformação congênita da coluna vertebral da criança em que as meninges, a medula e as raízes nervosas estão expostas

Exame Neurológico

No exame físico da criança poderão ser evidenciados alguns reflexos denominados de arcaicos ou reflexos primitivos, que são respostas automáticas e estereotipadas a um determinado estímulo externo. Estão presentes ao nascimento mas devem ser inibidos ao longo dos primeiros meses, quando surgem os reflexos posturais. Sua presença mostra integridade do sistema nervoso central; entretanto, sua persistência mostra disfunção neurológica. São eles: reflexo de Moro, reflexo de sucção, reflexo de busca, reflexo tônico-cervical assimétrico, preensão palmar, preensão plantar, apoio plantar, marcha reflexa, reflexo de Galant, reflexo da escada ou de colocação (*placing*).

De modo geral, a sucção reflexa e a marcha reflexa desaparecem por volta dos 2 meses de vida. Os outros reflexos arcaicos devem desaparecer até no máximo 6 meses de idade, exceto os dois reflexos dos pés. A preensão plantar desaparece aos 9 meses. Já o reflexo cutaneoplantar é em extensão no primeiro semestre de vida. No segundo semestre pode ser em flexão, indiferente ou em extensão. A partir da aquisição da marcha independente deve ser sempre em flexão.

Reflexo de Moro	• Desencadeado por queda súbita da cabeça, amparada pela mão do examinador. Observa-se extensão e abdução dos membros superiores seguida por choro
Reflexo de sucção	• Desencadeado pela estimulação dos lábios. Observa-se sucção vigorosa
Reflexo de busca	• Desencadeado por estimulação da face ao redor da boca. Observa-se rotação da cabeça na tentativa de "buscar" o objeto, seguido de sucção reflexa do mesmo
Reflexo tônico-cervical assimétrico (reflexo do esgrimista)	• Desencadeado por rotação da cabeça enquanto a outra mão do examinador estabiliza o tronco do RN. Observa-se extensão do membro superior ipsolateral à rotação e flexão do membro superior contralateral. A resposta dos membros inferiores obedece ao mesmo padrão, mas é mais sutil
Preensão palmar	• Desencadeado pela pressão da palma da mão. Observa-se flexão dos dedos
Preensão plantar	• Desencadeado pela pressão da base dos artelhos. Observa-se flexão dos dedos
Apoio plantar	• Desencadeado pelo apoio do pé do RN sobre superfície dura, estando este seguro pelas axilas. Observa-se extensão das pernas
Marcha reflexa	• Desencadeado por inclinação do tronco do RN após obtenção do apoio plantar. Observa-se cruzamento das pernas, uma à frente da outra
Reflexo de Galant (encurvamento do tronco)	• Desencadeado por estímulo tátil na região dorsolateral. Observa-se encurvamento do tronco ipsolateral ao estímulo

Reflexo da marcha	• Desencadeado por estímulo tátil do dorso do pé estando o bebê seguro pelas axilas. Observa-se elevação do pé como se estivesse subindo um degrau de escada. É o único reflexo primitivo com integração cortical

Exame de membros

Assim como no adulto, deve-se verificar a simetria dos membros superiores e inferiores e a integridade e desvios da coluna vertebral.

Quanto à simetria dos membros inferiores, deve-se atentar à orientação das patelas e à simetria das pregas cutâneas:

Orientação das patelas

Ao nascimento existe um varismo (distanciamento das patelas), em torno de 10º a 15º (ângulo interno formado pelo fêmur e a tíbia mensurado por um dispositivo chamado de goniômetro) que diminui gradativamente até os 2 anos de idade, surgindo um valgismo (aproximação dos joelhos) que regride até os 7 anos de idade quando os joelhos atingem o posicionamento definitivo.

Simetria de pregas cutâneas

Verifica-se a simetria das pregas glúteas na sua porção posterior. A presença de assimetria pode indicar a existência de displasia do desenvolvimento do quadril.

Particularmente nas crianças devem ser realizadas as seguintes manobras:

Teste de Ortolani	• Exame que identifica deslocamento congênito do quadril em lactentes. Tecnicamente, a manobra de Ortolani deve ser realizada com a criança sem roupa, a partir da posição de adução e flexão de 90º dos quadris. O examinador sentirá resistência a cerca de 30º de abdução e, se houver deslocamento da cabeça do fêmur do acetábulo, sentirá um estalido.
Teste de Barlow ou Manobra de Barlow 	• Também realizado para detectar displasia do quadril. A manobra é realizada ao se aduzir o quadril (trazendo em direção à linha média) enquanto se aplica uma pequena pressão sobre o joelho, direcionando a força posteriormente. Se o quadril é deslocável – ou seja, se o quadril pode ser deslizado para fora do acetábulo com esta manobra – o teste é considerado positivo. A manobra de Ortolani é então usada para confirmar o achado positivo da manobra de Barlow (Figura 8.6).

Bibliografia consultada

- Behrman RE, Kliegman RM, Jenson HB. Nelson Tratado de Pediatria. 16ª ed. Rio de Janeiro: Guanabara Koogan; 2002.
- Bickley LS, Szilagyi PG. Bates Propedêutica médica. 8ª ed. Rio de Janeiro: Guanabara Koogan; 2005.
- Braz A. Fimose: o que se deve saber a respeito. Pediatria Moderna. 2014;50(7):338-48.
- Kopelman BI, Peres CA, Taga MF, et al. Diagnóstico e tratamento em neonatologia. São Paulo: Atheneu; 2004.
- Marcondes E, Vaz FAC, Ramos JLA, Okay Y. Pediatria Básica. 9ª ed. São Paulo: Sarvier; 2004.
- Porto CC, Porto AL. Semiologia médica. 7ª ed. Rio de Janeiro: Guanabara Koogan; 2014.
- Puccini RF, Hilário MOE. Semiologia da Criança e do Adolescente. Rio de Janeiro: Guanabara Koogan; 2008.
- Rodrigues YT, Rodrigues PB. Semiologia pediátrica. 3ª ed. Rio de Janeiro: Guanabara Koogan; 2012.
- Secretaria Estadual da Saúde de São Paulo. Centro de Vigilância Epidemiológica. Calendário Nacional de Imunização. Disponível em: <http://www.cevs.rs.gov.br/upload/arquivos/201801/15094105-calendario-nacional-de-vacinacao-2018.pdf>.Acessado em: 12 jul 2018.
- Sucupira ACSL, Bricks LF. Pediatria em consultório. 4ª ed. São Paulo: Sarvier; 2000.

CAPÍTULO 9

Semiologia do Idoso

Mário Mosca Neto

Desde 1960 o Brasil vem passando por um rápido processo de transição demográfica e epidemiológica. O envelhecimento da população, que é uma característica mundial, no Brasil está ocorrendo de forma pouco estruturada, não oferecendo a qualidade necessária.

Pesquisas mostram que, para mais de 70% dos idosos, o que mais preocupa no envelhecimento é a saúde. Esses idosos apresentam características peculiares, necessidades próprias e necessitam enfrentar modificações no cenário econômico, social, cultural e psíquico para manter qualidade de vida e capacidade funcional.

As doenças crônico-degenerativas são mais prevalentes nessa população, que sofre maior número de hospitalizações, e geram maior gasto com recursos investigativos e terapêuticos.

Todos os profissionais, médicos e não médicos, inevitavelmente, serão confrontados com essa situação e precisam estar preparados. Os alunos de medicina, em especial, devem ter contato com essa realidade desde o início da graduação, amadurecendo conceitos e preparando-se para um futuro cada vez mais longevo.

A anamnese é sem dúvida o principal momento da relação médico-paciente. O médico deve se aproximar, estar atento e preparado tecnicamente para conseguir diferenciar a senescência da senilidade, ou seja, as alterações que fazem parte do processo fisiológico do envelhecimento, das doenças, assim como entender e respeitar as condições socioculturais de cada idoso.

Algumas peculiaridades referentes ao atendimento do idoso existem. Em sua maioria, portadores de múltiplas patologias e em uso de diversos fármacos, deparamo-nos não mais com doenças agudas e passíveis de cura, mas com quadros crônicos, degenerativos, incuráveis, nos quais o objetivo do profissional da saúde passa a ser o de preservar a qualidade de vida e capacidade funcional.

A comunicação do médico com o paciente fica muito prejudicada quando existem alterações comportamentais, sendo necessária a presença de acompanhantes.

A avaliação geriátrica é um instrumento de características multidimensionais e interdisciplinares, criado para auxiliar profissionais da saúde na abordagem do idoso de maneira detalhada, individualizada e geral, não se limitando apenas a determinadas queixas e doenças, focando na pessoa, no ser humano, com todo o seu processo fisiológico e patológico, inserido em um contexto sociocultural, guiando o planejamento dos cuidados e o adequado seguimento.

Alterações fisiológicas normais do envelhecimento, ou seja, próprias da senescência, ocorrem no sistema nervoso. A diminuição do peso e volume cerebral, o acúmulo de lipofuscina nas células nervosas, assim como o depósito de substância beta-amiloide na parede dos vasos e a formação de placas senis em determinadas regiões cerebrais, principalmente em hipocampos, são responsáveis por determinadas queixas como perda de memória recente e dificuldade em armazenar informações novas. É importante ressaltar que essas queixas, fisiologicamente, não são suficientes para gerar disfunções, ou prejuízos em atividades diárias.

Diminuição dos neurotransmissores ocorre com a idade, principalmente acetilcolina e dopamina, predispondo a doenças como Parkinson e Alzheimer.

A condução nervosa está diminuída nos idosos, sendo esperada, no exame físico, a atenuação dos reflexos tendinosos profundos, principalmente patelares e aquileus.

O sono sofre muitas alterações com o envelhecimento normal, sendo responsáveis por inúmeras queixas em consultas geriátricas. Há redução do tempo total do sono, com diminuição da duração e da frequência da fase 4 do sono profundo, chamado de não REM, sendo normais e esperados o grande número de despertares noturnos.

A presbiacusia é esperada com a idade, significando diminuição da audição para sons agudos, assim como a presbiopia, que seria a diminuição da acuidade visual para perto.

Os domínios cognitivos devem ser testados em todas as avaliações clínicas realizadas em idosos. O normal é envelhecer lúcido, orientado, mantendo as características cognitivas que apresentou durante a vida.

Alterações mentais que levam a algum prejuízo nas atividades diárias devem ser investigadas para afastar possíveis doenças.

Através de escalas e testes, simples e rápidos, podemos verificar diversas características cognitivas, tais como a atenção, percepção, memória, imaginação, linguagem, o pensamento, raciocínio, juízo, entre outros domínios, conseguindo rastrear as mais diversas patologias envolvidas com o sistema nervoso.

As doenças neurodegenerativas são muito prevalentes nessa população, sendo de fundamental importância a sua detecção precoce, pois o planejamento junto ao paciente, familiares e cuidadores é condição primeira na abordagem desses idosos, assim como as estratégias terapêuticas devem ser estudadas o mais rápido possível, sempre envolvendo a equipe multidisciplinar.

Alterações de memória que são progressivas, interferem com as atividades habituais do paciente e acompanham-se de deficiências em outros domínios cognitivos, tais como orientação temporal, espacial, percepção, linguagem e comportamento, devem chamar a atenção e causar suspeita de insuficiência cognitiva. Diante dessa suspeita, devemos afastar principalmente três grandes síndromes que levam a esse quadro, que são a demência, a depressão e o *delirium*.

A demência, um diagnóstico sindrômico, é extremamente prevalente entre os idosos. Acomete cerca de 10% das pessoas com mais de 60 anos e pode acometer 30 a 40% daqueles com mais de 85 anos. Um quadro grave, que modifica não só a vida do paciente, mas a de todos que estão a sua volta. Diante disto, o diagnóstico etiológico torna-se de fundamental importância, já que existem causas reversíveis do processo.

A etiologia mais comum de demência é a doença de Alzheimer. Patologia cerebral, degenerativa, de início insidioso e não passível de cura. O diagnóstico é essencialmente clínico, com o paciente apresentando alterações da memória e em pelo menos mais um domínio cognitivo, tal como linguagem e função executiva, e essas alterações obrigatoriamente devem interferir com a funcionalidade e atividades diárias do paciente.

Devemos inicialmente afastar quadros de confusão mental aguda, já que a demência de Alzheimer, como já dito anteriormente, apresenta um quadro insidioso, de progressão lenta, sendo que no início as alterações podem ser muito sutis e pouco perceptíveis, dependendo da observação atenta dos familiares. Nesses casos, a adequada anamnese depende muito do relato de familiares ou outros acompanhantes que convivem com o paciente.

Alguns testes e escalas devem ser aplicados em todas as anamneses, podendo auxiliar nos diagnósticos de demência.

Entre eles, destacamos as escalas de atividades básicas e instrumentais de vida diária (Katz e Lawton – Tabelas 9.1 e 9.2), o Miniexame do Estado Mental (MEEM), o teste de fluência verbal, o teste do relógio, a escala de depressão geriátrica, entre outros.

Miniexame do Estado Mental (Quadro 9.1): proposto por Folstein *et al.* em 1975 e modificado Brucki *et al.* em 2003, possui pontuação máxima de 30, havendo influência da escolaridade nos escores de interpretação. Analfabetos: 20 pontos; 1-4 anos de escolarização: 25 pontos; 5-8 anos de escolarização: 26 pontos; 9-11 anos de escolarização: 28 pontos; superior a 11 anos de escolarização: 29 pontos.

Teste de fluência verbal (Quadro 9.2), utilizado para estudo da linguagem e da memória semântica, solicitando que o paciente diga o maior número de itens

Tabela 9.1. Atividades básicas da vida diária

Atividades Básicas da Vida Diária (AVD) Índice de Katz		
BANHO – sem ajuda ou apenas para uma parte do corpo	( ) Sim	( ) Não
VESTIR – sem ajuda ou apenas para amarrar o sapato	( ) Sim	( ) Não
TOALETE – arruma-se sem ajuda	( ) Sim	( ) Não
MOBILIDADE – sai da cama ou da cadeira sem ajuda	( ) Sim	( ) Não
CONTINÊNCIA – controla a micção e a evacuação – raros acidentes	( ) Sim	( ) Não
ALIMENTAÇÃO – alimenta-se sem ajuda ou ajuda apenas para cortar a carne	( ) Sim	( ) Não

6. independente / 4. dependente parcial
2. muito dependente

Tabela 9.2. Atividades instrumentais da vida diária

Atividades Instrumentais da Vida Diária (AIVD) Lawton (1969)		
O paciente prepara as próprias refeições sem ajuda	( ) Sim	( ) Não
Faz compras sem ajuda	( ) Sim	( ) Não
Toma as medicações sem auxílio	( ) Sim	( ) Não
Faz as tarefas domésticas adequadamente	( ) Sim	( ) Não
Usa transporte com independência	( ) Sim	( ) Não
Administra as questões financeiras sem problemas	( ) Sim	( ) Não
Usa o telefone sem restrições		

Quadro 9.1. Miniexame do estado mental

Mini Exame do Estado Mental

Orientação Temporal Especial

1. Qual é o (a)

Dia da semana? _____ 1

Dia do mês? _____ 1

Mês? _____ 1

Ano? _____ 1

Hora aproximada? _____ 1

2. Onde estamos?

Local? _____ 1

Instituição (casa, rua)? _____ 1

Bairro? _____ 1

Cidade? _____ 1

Estado? _____ 1

Registros

1. Mencione 3 palavras levando 1 segundo para cada uma. Peça ao paciente para repetir as 3 palavras que você mencionou. Estabeleça um ponto para cada resposta correta.

Vaso, carro, tijolo. _____ 3

3. Atenção e cálculo

Sete seriado (100-7=93-7=88-7=79-7=72-7=65).

Estabeleça um ponto para cada resposta correta.

Interrompa a cada cinco respostas. Ou soletrar a palavra MUNDO de trás para frente. _____ 5

4. Lembranças (memória de evocação)

Pergunte os nomes das três palavras aprendidas na questão 2.

Estabeleça um ponto para cada resposta correta.

_____ 3

Linguagem

5. Aponte para um lápis e um relógio. Faça o paciente dizer o nome desses objetos conforme você os aponta. _____ 2

6. Faça o paciente repetir "nem aqui, nem ali, nem lá". _____ 1

7. Faça o paciente seguir o comando de 3 estágios. "Pegue o papel com a mão direita. Dobre o papel ao meio. Coloque o papel na mesa". _____ 3

8. Faça o paciente ler e obedecer ao seguinte: FECHE OS OLHOS. _____ 1

9. Faça o paciente escrever uma frase de sua própria autoria. (A frase deve conter um sujeito e um objeto e frazer sentido).

(ignore erros de ortografia ao marcar o ponto).

_____ 1

10. Copie o desenho abaixo.

Estabeleça um ponto se todos os lados e ângulos forem preservados e se os lados da interseção formarem um quadrilátero. _____ 1

Quadro 9.2. Teste da fluência verbal
Teste de Fluência Verbal
• O Teste de Fluência Verbal é outro muito utilizado para avaliação cognitiva
• Consiste em pedir ao paciente para dizer o maior número possível de animais (podem ser outros grupos de palavras relacionadas – frutas ou palavras que comecem com a mesma letra, por exemplo) no intervalo de um minuto.
• Indivíduos com menos de oito anos de escolaridade devem evocar no mínimo 9 animais e os com mais, no mínimo 13.
• Não pontuar novamente quando há apenas flexão de gênero ou discriminação de animais de classe já citada (por exemplo, "passarinho", "canário", "beija-flor" – pontuar apenas "passarinho").

de uma categoria semântica (animais, frutas...) ou fonêmica (palavras iniciadas por determinada letra) durante 1 minuto. O escore total deve ser a soma dos itens ditos corretamente, excluindo as repetições. Indivíduos normais, com escolaridade abaixo de 8 anos, devem falar no mínimo nove itens e os com escolaridade de 8 anos ou mais devem falar no mínimo 13 itens.

O teste do relógio (Quadro 9.3) é de fácil aplicação e avalia memória, habilidades visuoespaciais e construtivas e funções executivas. Entrega-se ao paciente uma folha em branco e pede-se que desenhe o mostrador de um relógio com todos os números e os ponteiros marcando algum horário específico.

Em todos os casos suspeitos, devemos solicitar exames hematológicos, bioquímicos e de imagem para afastar outras causas etiológicas do processo demencial. Em casos iniciais, nos quais mesmo com relato dos familiares o diagnóstico se mantém duvidoso, podemos solicitar testes mais sofisticados pela avaliação neuropsicológica.

A depressão, nos idosos, é mais difícil de ser diagnosticada, já que muitas quei- xas acabam sendo consideradas como "normais da idade". A situação fica mais com- plicada quando o paciente apresenta queixas de distúrbio do humor e diminuição da memória, sendo extremamente difícil distinguir se o caso é de depressão pura ou de demência acompanhada da síndrome depressiva. Algumas peculiaridades da anamnese podem ajudar na diferenciação, sendo que o diagnóstico de depressão também é essencialmente clínico, devendo o paciente apresentar pelo menos cinco dos seguintes sinais e sintomas por pelo menos 2 semanas consecutivas: humor deprimido, perda do interesse (sendo esses dois critérios maiores, de presença obrigatória), aumento ou diminuição do apetite, perda ou ganho de peso, insônia ou sonolência, agitação ou diminuição da psicomotricidade, fadiga ou perda da energia, diminuição da concentração e/ou da memória, sentimento de inutilidade ou culpa excessiva e pensamentos recorrentes de morte ou ideação suicida.

Quadro 9.3. Teste do relógio.

Teste de Relógio

Instruções

O avaliador fornece uma folha de papel em branco e solicita: Por favor, desenhe um relógio com os números e depois disso desenhe os ponteiros marcando, por exemplo, 11 horas e dez minutos.

Pontuação/Escore

Desenho do círculo correto: 1 ponto

Números na posição correta: 1 ponto

Incluiu todos os 12 números: 1 ponto

Os ponteiros estão na posição correta: 1 ponto

Interpretação

Pontuações abaixo de 4 pontos indicam a necessidade de maior investigação.

O paciente foi solicitado a desenhar um relógio marcando 2:45 h.
Esse simples teste tem demonstrado ser mais sensível no diagnóstico precoce da doença de Alzheimer do que muitos outros instrumentos podendo ser ranqueado de acordo com protocolos padronizados.

Tais sintomas, assim como na demência, devem trazer prejuízo à funcionalidade do paciente, não podem resultar do efeito de alguma substância, doença ou luto. Na depressão, o paciente pode se recusar a responder as perguntas dos testes cognitivos, ao contrário da demência, na qual em geral o paciente responde, porém de maneira incorreta. Durante a anamnese do paciente com depressão, em geral existe uma exacerbação das queixas, uma baixa autoestima e, quando presente, a deterioração cognitiva surge após os sintomas depressivos e, frequentemente, uma história prévia de depressão. Não é incomum, nos casos de dúvida diagnóstica, procedermos com a introdução empírica de antidepressivos, como forma de prova terapêutica.

A escala de depressão geriátrica – GDS (Quadro 9.4), é um instrumento que pode auxiliar no diagnóstico de depressão e obrigatoriamente deve fazer parte da anamnese.

O *delirium* é uma das causas comuns de insuficiência cognitiva no paciente idoso. É uma urgência médica. Ocorre em cerca de 10 a 20% dos idosos hospitalizados com patologias clínicas, sendo que a porcentagem sobe para 50% naqueles internados, submetidos a tratamentos cirúrgicos, principalmente após fratura do colo do fêmur. Durante a anamnese, o profissional médico encontra uma alteração súbita da capacidade cognitiva, com incapacidade de manter a atenção, flutuação do nível de consciência, intercalando períodos de sonolência com momentos de agitação psicomotora. Dessa forma, é nítido que a história clínica deve ser coletada com os familiares ou cuidadores. Fatores predisponentes podem estar presentes, tais como idade acima de 65 anos, sexo masculino, déficits sensoriais, visual e

---

Quadro 9.4. Escala de depressão geriátrica abreviada

Escala de Depressão Geriátrica Abreviada (GDS-15)

Responda sim ou não. O(a) Sr.(a):

1. Está satisfeito com a vida? ( ) sim ( ) **não**
2. Interrompeu muitas de suas atividades? ( ) **sim** ( ) não
3. Acha sua vida vazia? ( ) **sim** ( ) não
4. Aborrece-se com frequência? ( ) **sim** ( ) não
5. Sente-se de bem com a vida a maior parte do tempo? ( ) sim ( ) **não**
6. Teme que algo ruim lhe aconteça? ( ) **sim** ( ) não
7. Sente-se alegre a maior parte do tempo? ( ) sim ( ) **não**
8. Sente-se desamparado com frequência? ( ) **sim** ( ) não
9. Prefere ficar em casa a sair e fazer coisas novas? ( ) **sim** ( ) não
10. Acha que tem mais problemas de memória que as outras pessoas? ( ) **sim** ( ) não
11. Acha que é maravilhoso estar vivo agora? ( ) sim ( ) **não**
12. Vale a pena viver como vive agora? ( ) sim ( ) **não**
13. Sente-se cheio(a) de energia? ( ) sim ( ) **não**
14. Acha que sua situação tem solução? ( ) sim ( ) **não**
15. Acha que tem muita gente em situação melhor? ( ) **sim** ( ) não

Avaliação:

0 = Quando a resposta for diferente do exemplo entre parênteses.

1 = Quando a resposta for igual ao exemplo entre parênteses.

Total > 5 = suspeita de depressão

auditivo, uso de psicotrópicos e múltiplas comorbidades. Algumas causas imediatas devem ser afastadas, como o uso de medicamentos, quadros infecciosos, vasculares, entre outras.

Bibliografia consultada

- Jacob Filho W, Kikuchi EL. Geriatria e Gerontologia Básica. São Paulo: Elsevier; 2011. v. 3.
- Porto CC, Porto AL. Semiologia Médica. 7ª ed. Rio de Janeiro: Guanabara Koogan; 2014. v. 2, p. 151-187.

CAPÍTULO **10**

Semiologia na Perspectiva da Atenção Primária à Saúde

Monique Marie Marthe Bourget • Martim Elviro de Medeiros Junior • Paulo Celso Nogueira Fontão

A semiologia, palavra de origem grega, significa o estudo dos sinais. Na Medicina tem como missão principal estudar os sinais e sintomas que as pessoas apresentam quando examinadas, sendo etapa absolutamente fundamental do encontro entre o médico e o sujeito que recebe sua atenção.

Uma das primeiras particularidades da Atenção Primária a Saúde (APS) é individualizar o atendimento ao paciente, o que pode parecer inicialmente um detalhe, mas na verdade já revela uma intencionalidade do trato respeitoso e humanizado que é peculiar na APS, a autonomia da pessoa que recebe o tratamento.

A APS tem sido considerada imprescindível para a efetividade dos sistemas de saúde e para a garantia de melhorias nas condições de saúde da população. Vários estudos comprovam que países que possuem sistemas organizados a partir da APS apresentam menores taxas de incidência de doenças e de internação, de mortalidade prematura por causas evitáveis, menores custos e maior equidade na oferta de serviços.

É porta de entrada dos sistemas de saúde ao redor de todo o mundo e seus atributos, segundo Starfield (2004), estão descritos na Tabela 10.1.

Os chamados atributos essenciais e derivados são a forma de pensar e organizar o sistema de saúde a partir da APS, que deve ser a porta de entrada dos sistemas de saúde, oferecendo um cuidado integral, de forma longitudinal e coordenada com todos os outros níveis do sistema.

No contexto mundial da APS, a equipe liderada pela doutora Moira Stewart, na década de 1980, começou a sistematizar um grande trabalho dos 30 anos anteriores, realizado por pensadores como Carl Rogers, Michael Balint, Joseph Levenstein, Ian McWhinney, trazendo o Método Clínico Centrado na Pessoa (MCCP) para o epicentro da prática clínica e da educação médica (Stewart, 2010).

Tabela 10.1. Atributos da Atenção Primária à Saúde.

Atenção primária à Saúde (APS)	
Atributos Essenciais	**Atributos Derivados**
Acesso de 1º Contato	Orientação familiar
Longitudinalidade	Orientação Comunitária
Coordenação	Competência Cultural
Integralidade	

A forma humanizada de pensar e executar medicina na APS é baseada nessa premissa, influenciando diretamente a forma como se faz a semiologia.

O MCCP se estrutura nos seguintes passos (Figura 10.1):

O primeiro passo do MCCP é fundamental para que se pratique uma semiologia com um olhar para a integralidade, pois incentiva o olhar sobre a saúde, a

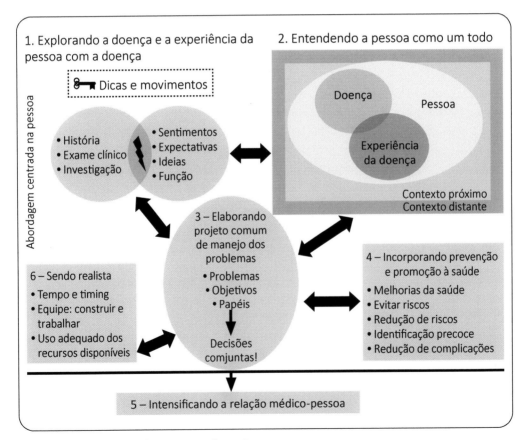

Figura 10.1. Método Clínico Centrado na Pessoa.

doença e a experiência de quem adoece, sendo vital para permitir uma prática que considere o subjetivo e a percepção da pessoa adoecida.

Percebem-se, portanto, dois polos neste contexto, um do componente da doença, que levará em conta a história da doença, sua taxonomia, o exame clínico e os exames complementares. No outro polo encontra-se a rica experiência de adoecer, em que o olhar se dirige à pessoa, investigando os sentimentos que ela tem por ter adoecido, as ideias que ela possui como geradoras do seu adoecimento, as funções afetadas pelo seu adoecimento e as expectativas que possui para seu tratamento (Figura 10.2).

Este novo olhar instigante e desafiador cria o acróstico SIFE que, ao ser descoberto na Semiologia, passa a ter papel fundamental na APS.

Um exemplo clássico é o que ocorre em um processo de infarto agudo do miocárdio; essa doença tem uma fisiopatologia, uma história natural, um conjunto de sinais e sintomas, mas somente a pessoa que sofreu o infarto descreverá a sua experiência na doença. Como abordar essa vivência? O primeiro passo do MCCP sugere:

- S – *Que sentimentos a pessoa tem por enfartar?* Culpa, raiva, medo.
- I – *Que ideias concebe a origem do IAM?* Sofri o IAM pois trabalhava muito, não me cuidava, não abandonei o cigarro.
- F – *Como a doença vai afetar suas funções? Vou conseguir continuar trabalhando? Vou deixar minha família desassistida?*
- E – *Quais são suas expectativas? Está otimista com o tratamento? Qual o estilo de médico que ele prefere?*

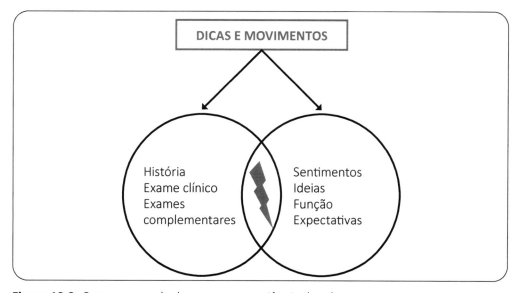

Figura 10.2. Componente da doença e a experiência do adoecer.

Vista por este ângulo a semiologia instrumentaliza para uma visão do subjetivo e do humano, aproximando quem é tratado daquele que oferece o tratamento.

O segundo passo do MCCP se refere à capacidade de entender a pessoa como um todo, que mostra que sempre temos um contexto pessoal que envolve a própria pessoa com história de vida, questões pessoais, um contexto próximo que envolve a família, o trabalho. Estes dois contextos formam o chamado contexto próximo. Este passo também nos orienta que, para entender a pessoa como um todo, devemos observar o contexto amplo que leva em consideração a cultura de sua comunidade e o ecossistema em que vive.

Como terceira premissa do MCCP e sua influência para humanizar o atendimento clínico temos a construção de um plano terapêutico comum, que permita decisões conjuntas entre o médico e a pessoa tratada, eticamente aceitáveis e com a melhor evidência clínica possível, levando em conta a natureza dos problemas, as metas que se almeja alcançar e os papéis desejados de cada um dos atores.

Respeitados os passos anteriores, invariavelmente se permite intensificar a relação do médico com a pessoa, de forma madura, empática e menos autoritária, promovendo o autoconhecimento da pessoa adoecida e seu engajamento no processo terapêutico.

A partir deste olhar humanizado da prática clínica e da semiologia trazida pelo MCCP, entende-se como uma boa possibilidade de registro da consulta médica na APS o Registro Clínico Orientado por Problemas (RCOP), uma forma mais adequada de registrar o enfoque mais subjetivo e humanizado.

São etapas fundamentais do RCOP:

- **A** – A lista de problemas da pessoa, que deve trazer os problemas agudos e crônicos com data de início e término, se houver. Entende-se como problema tudo aquilo que afeta a vida das pessoas, e não apenas as doenças que ela possui, como por exemplo desemprego e conflitos familiares (Tabela 10.2).
  - A lista de problemas, embora apareça no início do prontuário, é elaborada de forma contínua e dinâmica a partir de cada consulta realizada, registrada usando o instrumento nota SOAP, que descreveremos no item B.
- **B** – O encontro terapêutico propriamente dito é registrado na nota SOAP (Tabela 10.3), que aborda de forma organizada e efetiva os seguintes aspectos:
- **S** – Os aspectos subjetivos abordados no SIFE (Sentimentos, ideias, função e expectativas).
- **O** – Os aspectos objetivos que podem ser mensurados, como o exame físico, os resultados dos exames e as medicações utilizadas pela pessoa.
- **A** – A avaliação feita na perspectiva do médico a partir dos achados de S e O.
- **P** – O Plano terapêutico, que deve incluir a propedêutica, a terapêutica proposta e o plano educativo a ser desenvolvido neste processo.

Tabela 10.2. Exemplo de "lista de problemas" por categoria no RCOP.

Categoria	Problema
Diagnóstico/enfermidade	Asma, diabetes
Deficiência, incapacidade	Paralisia cerebral, hemiparesia braquial direita
Sintoma	Dor torácica, náusea
Sinal	Medida da pressão arterial elevada
Exame complementar anormal	Glicemia de jejum alterada
Alergia, efeito adverso de um fármaco	Alergia a penicilina, tosse por inibidor de enzima de conversão da angiotensina (ECA)
Intervenção cirúrgica	Apendicectomia
Síndrome	Síndrome de Menière, síndrome do túnel do carpo
Efeitos de traumatismos	Hematoma, fratura
Fator de risco	Risco ocupacional, polipose familial, sedentarismo, tabagismo
Transtorno psicológico ou psiquiátrico	Ansiedade, depressão, crise de pânico
Alteração da dinâmica familiar, social ou laboral	"Ninho vazio", recém-nascido, desemprego, violência

Adaptado de Cantale, 2003.

Tabela 10.3. Instrumento SOAP Redesenhar e retirar a palavra quadro 2 SOAP.

"Subjetivo" (S)	Nessa parte se anotam as informações recolhidas na entrevista clínica sobre o motivo da consulta ou o problema de saúde em questão. Inclui as impressões subjetivas do profissional de saúde e as expressadas pela pessoa que está sendo cuidada (Cantale, 2003). Se tivermos como referencial o "método clínico centrado na pessoa " (MCCP), é nessa seção que exploramos a "experiência da doença" ou a "experiência do problema" vivida pela própria pessoa, componente fundamental do MCCP (Stewart, 2010).
"Objetivo" (O)	Nessa parte se anotam os dadosa positivos (e negativos que se configurarem importantes) do exame físico e dos exames complementares, incluindo os laboratoriais disponíveis (Cantale, 2003).
"Avaliação" (A)	Após a coleta e o registro organizado dos dados e informações subjetivas (S) e objetivas (O), o profissional de saúde faz uma avaliação (A) mais precisa em relação ao problema, queixa ou necessidade de saúde, definindo-o e denominando-o (Cantale, 2003). Nessa parte se poderá utilizar, se for o caso, algum sistema de classificação de problemas clínicos, por exemplo, o CIAP (Wonca, 2009).
"Plano" (P)	A parte final da nota de evolução SOAP é o plano (P) de cuidados ou condutas que serão tomados em relação ao problema ou necessidade avaliada. De maneira geral, podem existir quatro tipos principais de planos (Cantale, 2003): **1. Planos Diagnósticos:** nos quais se planejam as provas diagnósticas necessárias para elucidação do problema, se for o caso; **2. Planos Terapêuticos:** nos quais se registram as indicações terapêuticas planejadas para a resolução ou manejo do problema da pessoa: medicamentos, dietas, mudanças de hábitos, entre outras; **3. Planos de Seguimento:** nos quais se expõem as estratégias de seguimento longitudinal e continuado da pessoa e do problema em questão; **4. Planos de Educação em Saúde:** nos quais se registram brevemente as informações e orientações apresentadas e negociadas com a pessoa, em relação ao problema em questão.

Adaptado de Cantale, 2003.

Um episódio de cuidados é o período que decorre desde a primeira comunicação de um problema de saúde ou de uma doença a um prestador de cuidados, até a realização do último encontro devido a este mesmo problema ou doença. Um novo episódio começa com o primeiro encontro acerca do aparecimento inicial de uma doença, ou a recorrência da mesma após um período de normalidade. O episódio de cuidados apresenta-se constituído por três elementos: razão do encontro, diagnóstico e intervenções realizadas.

Desta forma, na APS, o profissional Médico que nela atua, levando em consideração o MCCP e o RCOP, encontra duas excelentes referências para a prática da Semiologia, que coadunam rigor técnico na coleta de dados, organização do registro e uma relação humanizada entre o médico e a pessoa que precisa de seus cuidados.

Outro aspecto fundamental da semiologia na APS é entender que o ensino médico está dentro de um contexto social, cultural e antropológico, e estas questões precisam ser levadas em consideração na construção de um modelo. A Política Nacional de Humanização (PNH) traz, no seu âmago, a concepção de uma relação respeitosa, horizontal e dialógica entre o terapeuta e a pessoa tratada. A partir desta premissa a postura do profissional médico precisa incorporar o humanismo e uma visão global solidária com as pessoas e as comunidades atendidas, percebendo o contexto individual, familiar e comunitário nos encontros terapêuticos.

A especialidade Medicina de Família e Comunidade valoriza o ato do encontro terapêutico como um momento singular e fundamental, trazendo a semiologia para o centro do cuidado. Nada é mais importante que a semiologia, exceto as pessoas que estão envolvidas neste encontro.

A atenção disponibilizada na APS traz na sua história e na sua prática uma forma singular de cuidar, permitindo uma visão peculiar da Semiologia e da arte de trabalhar como médico.

Bibliografia consultada

- Cantale CR. História Clinica Orientada a Problemas. S.l.: University of Southern California; 2003. p. 7.
- Comissão de Classificações da Organização Mundial de Ordens Nacionais, Academias e Associações Acadêmicas de Clínicos Gerais/Médicos de Família (WONCA). Classificação internacional de cuidados primários. 2ª ed. Oxford: Oxford University Press; 1999.
- McWhinney RA. textbook of Family medicine. 2nd ed. New York: Oxford University Press; 1997.
- Starfield B. Atenção primária: equilíbrio entre necessidades de saúde, serviços e tecnologia. Brasília: Ministério da Saúde/UNESCO; 2004.
- Stewart M, Brown JB, Freeman TR, et al. Medicina centrada na pessoa: transformando o método clínico. Porto Alegre: Artmed; 2010.
- WONCA (World Organization of National Colleges Academies, and Academic Associations of General Practitioners/ Family Physicians). Classificação Internacional de Atenção Primária (CIAP 2). S.l.: Sociedade Brasileira de Medicina de Família e Comunidade (SBMFC); 2009. p. 200.

CAPÍTULO **11**

Anamnese Espiritual

Monique Marie Marthe Bourget • Martim Elviro de Medeiros Junior • Paulo Celso Nogueira Fontão

A espiritualidade é fonte de inspiração do novo, de esperança, autotranscendência e, segundo Boff (2001a, p. 18), "vem sendo descoberta como dimensão profunda do humano, como elemento necessário para o desabrochar pleno de nossa individuação". Apresenta-se como dimensão de cada ser humano, que se revela pela capacidade de diálogo consigo mesmo, traduzindo-se "pelo amor, pela sensibilidade, pela compaixão, pela escuta do outro, pela responsabilidade e pelo cuidado como atitude fundamental".

A valorização da Espiritualidade no trabalho em saúde, segundo Vasconcelos (2004), traz uma força capaz de auxiliar o indivíduo, a família e a comunidade a enfrentar crises vitais, assim como pode ser auxiliar no tratamento de doenças.

A Atenção Primária tem como característica a abordagem de estados indiferenciados e precoces. Observam-se queixas, dores, carências sem nexo aparente, que vão além das tradicionais definições de quadros nosológicos e muitas vezes faz-se necessário lançar mão de ações com sensibilidade, intuição e o contato com aquela dimensão que ultrapassa o biopsicossocial. Esse acolhimento gera compreensão, esperança, alívio da dor e do sofrimento.

O desenvolvimento da espiritualidade permite ao profissional de saúde integrar em si as dimensões racional, sensitiva, afetiva e intuitiva, que permitirão uma proximidade com a pessoa sob cuidados e condições mais adequadas no lidar com situações de crise que a envolvem (Vasconcelos, 2006).

O cuidado em Atenção Primária tem a dimensão da integralidade, com todas as características de indivíduos e comunidades. A abordagem deve colher suas necessidades biológicas, psicológicas, sociais e espirituais, respeitando crenças, cultura e valores, uma vez que:

- Muitas pessoas valorizam sua espiritualidade e/ou religião e desejam que os profissionais de saúde as conheçam melhor para cuidá-las como são

- A fé influencia a competência para lidar com o sofrimento
- Quando acamadas, as pessoas podem ficar isoladas de comunidades de fé das quais participam e terem reduzida a sua rede de suporte
- A fé pode afetar decisões das pessoas sobre a sua terapêutica e adesão a cuidados
- Espiritualidade influencia resultados em saúde física e mental, como veremos adiante;
- A falha em acessar as necessidades espirituais das pessoas pode aumentar os custos dos cuidados de saúde

Na relação médico-paciente-família podem ocorrer problemas relacionados à espiritualidade:

- Paciente e/ou família podem sentir-se incomodados pela diferença de crença ou religião entre eles e o médico e a abordagem não foi atenta a isso: médico sem crença ou religião não aborda com seriedade a espiritualidade; paciente e seus familiares têm conflitos religiosos
- Paciente depreende que está para morrer ou que sua doença é castigo divino
- Médico dá conselhos em vez de ajudar a pessoa a clarear suas necessidades espirituais

Também na anamnese espiritual o essencial é que o cuidado seja CENTRADO NA PESSOA, priorizando valores, crenças e tradições culturais.

A História Espiritual deve partir de narrativas sobre a Religiosidade/Espiritualidade das pessoas, sobre a importância que tem em sua vida e eventuais impactos e/ou apoios que podem trazer ao contexto da ocasião. Os possíveis momentos para a abordagem são:

- Quando a pessoa traz questões a respeito, em qualquer situação
- No contato com um novo paciente, na sequência da história social e familiar
- Na chegada à internação hospitalar ou no início de um *home-care*
- Quando ocorre alguma mudança maior na saúde e na vida
- Quando uma decisão clínica compartilhada pode ser influenciada por crenças

Quando não abordar a Religiosidade/Espiritualidade:

- Na sala de recuperação anestésica, unidade coronariana, sala de emergência e no momento do parto pois: pode resultar em medo
- Em consultas de rotina, de queixas de menor gravidade, pode ser irrelevante, no entanto, em algumas ocasiões, mesmo nas situações indicadas poderá haver particularidades que indiquem essa abordagem

Existem escalas, internacionalmente validadas, para facilitar a abordagem da espiritualidade aos médicos que ainda possuem dificuldades com o tema. Essa deverá ocorrer de forma natural e tranquila, o que depende das competências culturais – atributo acessório da APS – e religiosas do próprio médico (Starfield, 2004).

Modelo I – Questionário FICA

F	Fé / crença	• Você se considera religioso ou espiritualizado? • Você tem crenças espirituais ou religiosas que te ajudam a lidar com problemas? • Se não: o que te dá significado na vida?
I	Importância ou influência	• Que importância você dá para a fé ou crenças religiosas em sua vida? • A fé ou crenças já influenciaram você a lidar com estresse ou problemas de saúde? • Você tem alguma crença específica que pode afetar decisões médicas ou o seu **tratamento?**
C	Comunidade	• Você faz parte de alguma comunidade religiosa ou espiritual? • Ela te dá suporte? Como? • Existe algum grupo de pessoas que você "realmente" ama ou que seja importante para você? • Comunidades como igrejas, templos, centros, grupos de apoio são fontes de suporte importante?
A	Ação no tratamento	• Como você gostaria que o seu médico ou profissional da área da saúde considerasse a questão religiosidade/espiritualidade no seu tratamento? • Indique, remeta a algum líder espiritual/religioso.

Modelo II – Questionário HOPE

H	**Fontes de Esperança (Hope)** Significância, conforto, força, paz, amor e relacionamento social	• Quais são as suas fontes de esperança, força, conforto e paz? • Ao que você se apega em tempos difíceis? • O que o sustenta e o faz seguir adiante?
O	**Religião organizada**	• Você faz parte de uma comunidade religiosa ou espiritual? Ela o ajuda? Como? • Em que aspectos a religião o ajuda e em quais não o ajuda muito?

P	**Espiritualidade pessoal e prática**	• Você tem alguma crença espiritual que é independente da sua religião organizada? • Quais aspectos de sua espiritualidade ou prática espiritual você acha que são mais úteis à sua personalidade?
E	**Efeitos no tratamento médico e assuntos terminais**	• Ficar doente afetou sua habilidade de fazer coisas que o ajudam espiritualmente? • Como médico, há algo que eu possa fazer para ajudar você a acessar os recursos que geralmente o apoiam? • Há alguma prática ou restrição que eu deveria saber sobre seu tratamento médico?

Modelo III - História Espiritual do ACP

- A fé (religião/espiritualidade) é importante para você nesta doença?
- A fé tem sido importante para você em outras épocas da sua vida?
- Você tem alguém para falar sobre assuntos religiosos?
- Você gostaria de tratar de assuntos religiosos com alguém?

Modelo IV - CSI - MEMO

- Suas crenças religiosas/espirituais lhe dão conforto ou são fontes de estresse?
- Você possui algum tipo de crença espiritual que pode influenciar suas decisões médicas?
- Você é membro de alguma comunidade espiritual ou religiosa? Ela lhe ajuda de alguma forma?
- Você possui alguma outra necessidade espiritual que gostaria de conversar com alguém?

É importante ressaltar que a procura pela transcendência é uma busca humana pelo sentido da própria existência. Isso não pode ser rejeitado no mundo da saúde, uma vez que, para muitas pessoas enfermas, a espiritualidade é a única forma capaz de proporcionar o conforto, muitas vezes não proporcionado pela ação tecnológica das ciências médicas.

Bibliografia consultada

- Anandarajah G, Hight E. Spirituality and medical practice: using the HOPE questions as a practical tool for spiritual assessment. Am Fam Physician. 2001;63(1):81-9.
- Batista PSS. A Espiritualidade na prática do cuidar do usuário do Programa Saúde da Família com ênfase na educação popular em saúde. Revista APS. 2007;10(1):74-80.
- Boff L. Espiritualidade: um caminho de transformação. Rio de Janeiro: Sextante; 2001.
- Koenig HG, ed. Espiritualidade no cuidado com o paciente. Por quê, como, quando e o quê. São Paulo: Editora FÉ; 2005.

- Koenig HG. An 83-year-old woman with chronic illness and strong religious beliefs. JAMA. 2002;288(4):487-93.
- Lucche G, Granero AL, Bassi RM, Latorraca R, Nacif SAP. Espiritualidade na Prática Clínica: o que o clínico deve saber? Rev Bras Clin Méd. 2010;8(2):154-8.
- Puchalski C, Romer AL. Taking a spiritual history allows clinicians to understand patients more fully. J Palliat Med. 2000;3(1):129-37.
- Tostes JSRM, Pinto AR, Moreira-Almeida A. Religiosidade e Espiritualidade na Prática Clínica: o que o Psiquiatra pode fazer? Revista Debates em Psiquiatria. 2013;3:20-26.
- Vasconcelos EM, org. Espiritualidade no trabalho em saúde. São Paulo: HUCITEC; 2016.

CAPÍTULO **12**

Cuidados Especiais e Segurança do Paciente

Margarete Vilins • Joslaine Caracas • Victória Vilins e Silva

A segurança tem adquirido, em todo o mundo, grande importância para os pacientes, familiares, gestores e profissionais de saúde (principalmente médicos e enfermeiros), com a finalidade de oferecer uma atenção segura.

Define-se como segurança do paciente, práticas para diminuição ou eliminação de riscos na assistência em saúde, que podem causar danos.

Sabendo da importância do tema o Ministério da Saúde criou, em 2013, o Programa Nacional de Segurança do Paciente com o objetivo de prevenir e reduzir a incidência de eventos que geram danos ao paciente como quedas, ulceras de pressão, administração incorreta de medicamentos e erros de procedimentos cirúrgicos e infecções relacionadas à assistência à saúde (IRAS), acreditando que esses riscos poderiam ser minimizados, evitando-se, assim, eventos adversos aos pacientes.

Para reduzir eventos adversos no tratamento, o Programa Nacional de Segurança dos Pacientes elaborou seis protocolos básicos contendo procedimentos mínimos, com o objetivo de evitar ou reduzir erros comuns que interferem nos cuidados. São descritos a seguir.

Identificação do paciente

A finalidade deste protocolo é garantir a correta identificação do paciente, a fim de reduzir a ocorrência de incidentes. Visa assegurar que o cuidado seja prestado à pessoa para a qual se destina. Dados colhidos na anamnese como nome completo, idade do paciente (data de nascimento) e o nome da mãe auxiliam na identificação adequada.

Prática de Higiene das Mãos em Serviços de Saúde

Refere-se a qualquer ação de higienizar as mãos para prevenir a transmissão de microrganismos e consequentemente evitar que pacientes e profissionais de saúde adquiram infecções relacionadas à assistência à saúde (IRAS). De acordo com a Agência Nacional de Vigilância Sanitária (ANVISA), o termo engloba a higiene simples, a higiene antisséptica e a fricção antisséptica das mãos com preparação alcoólica.

Higiene simples das mãos com sabonete comum	• Remove sujidade aparente, microrganismos que colonizam as camadas superficiais da pele, assim como o suor, a oleosidade e células mortas. Devemos realizar este procedimento sempre que iniciamos nossas atividades
Higiene simples das mãos com solução antisséptica	• Remove sujidade aparente e microrganismos, reduzindo a carga microbiana das mãos. Indicada para uso em unidades críticas (UTI, Centro Cirúrgico, Unidade Neonatal, Hemodiálise, Transplantados, entre outros). Utiliza-se, geralmente, soluções à base de clorexidina
Fricção antisséptica das mãos com preparações alcoólicas	• Reduz a carga microbiana das mãos. O preparo alcoólico substitui a lavagem e deve ser utilizado quando não houver a presença de material orgânico ou sujidade aparente. Não está indicado na assistência ao paciente com suspeita de *Clostridium*

Momentos de higiene das mãos

As mãos devem ser higienizadas em certos momentos, de acordo com os cuidados assistenciais, para minimizar o risco de transmissão cruzada.

Deve ocorrer nos cinco momentos (Figura 12.1 e Tabela 12.1).

A higienização das mãos é uma das medidas de maior importância na redução da transmissão de infecções relacionada a assistência à saúde. Cabe ao médico realizá-la de forma correta, exigindo o mesmo da equipe multiprofissional.

Tabela 12.1. Higienização das mãos (Fonte: ANVISA)

1	**Antes de contato com o paciente**	• Quando? – Higienize as mãos antes de entrar em contato com o paciente • Por quê? – Para a proteção do paciente, evitando a transmissão de microrganismos presentes nas mãos do profissional e que podem causar infecções
2	**Antes da realização de procedimentos asséptico**	• Quando? – Higienize as mãos imediatamente antes da realização de qualquer procedimento asséptico • Por quê? – Para a proteção do paciente, evitando a transmissão de microrganismos das mãos do profissional para o paciente, incluindo microrganismos do própio paciente
3	**Após risco de exposição a fluidos corporais**	• Quando? – Higienize as mãos imediatamente após risco de exposição a fluido corporais (e após a remoção de luvas) • Por quê? – Para a proteção do profissional e do ambiente de assitência imediatamente próximo ao paciente, evitando a transmissão de microrganismos do paciente a outros profissionais ou pacientes
4	**Após contato com o paciente**	• Quando? – Higienize as mãos após contato com o paciente, com as superfícies e objetos próximos a ele e ao sair do ambiente de assistência ao paciente. • Por quê? – Para a proteção do profissional e do ambiente de assitência à saúde, incluindo superfícies e os objetos próximos ao paciente, evitando a transmissão de microrganismos do próprio paciente
5	**Após contato com as áreas próximas ao paciente**	• Quando? – Higienize as mãos após tocar qualquer objeto, mobília e outras superfícies nas proximidades do paciente – mesmo sem ter tido contato com o paciente. • Por quê? – Para a proteção do profissional e do ambiente de assitência à saúde, incluindo superfícies e objetos imediatamente próximos ao paciente, evitando a transmissão de microrganismos do paciente a outros profissionais ou pacientes

Prevenção de Úlcera por pressão (lesão por pressão)

O objetivo é promover a prevenção da ocorrência de úlcera por pressão (UPP) e outras lesões da pele.

Lesão por pressão é um dano localizado na pele e/ou nos tecidos moles subjacentes, geralmente sobre uma proeminência óssea relacionada ao uso de dispositivos médicos, podendo apresentar-se em pele íntegra ou como úlcera aberta. A lesão ocorre como resultado da pressão intensa e prolongada em combinação com o cisalhamento da pele.

A tolerância do tecido mole à pressão pode ser alterada pela desnutrição, alteração na perfusão da pele, comorbidades associadas como, por exemplo, acidente vascular encefálico com perda da movimentação.

Fatores de riscos intrínsecos e extrínsecos devem ser reconhecidos pelos médicos durante a realização da anamnese para a prevenção da úlcera de pressão. Dentre os fatores intrínsecos, destacam-se:

- Idade do paciente: já que o processo de envelhecimento torna a pele mais friável e menos elástica
- Mobilidade do paciente: visto que a ausência de movimentos acarreta uma maior pressão em pontos proeminentes do corpo, de forma constante e prolongada
- Estado neurológico: que inclui sua percepção sensorial do desconforto e da dor
- Incontinência anal e urinária
- Desnutrição
- Comorbidades

Dentre os fatores extrínsecos, destacam-se:

- o cisalhamento da pele, relacionado à fricção da pele com lençóis e colchas do leito mal adaptadas;
- uso de fraldas;
- não mudança de decúbito.

As lesões por pressão são categorizadas para indicar a extensão da lesão do dano tissular segundo o *National Pressure Ulcer Advisory Panel* (NUAP) em:

- **Estágio 1:** pele íntegra com eritema que não embranquece;
- **Estágio 2:** perda da pele em sua espessura parcial com exposição da derme;
- **Estágio 3:** perda da pele em espessura total.
- **Estágio 4:** perda da pele em sua espessura total e perda tissular mais profunda.

Prevenção de Quedas

Visa reduzir a ocorrência de queda de pacientes nos pontos de assistência e o dano dela decorrente, por meio da implantação/implementação de medidas que contemplem a avaliação de risco do paciente, garantam o cuidado multiprofissional em um ambiente seguro e promovam a educação do paciente, de familiares e profissionais. Durante a realização da anamnese o médico tem condições de analisar o nível de consciência e a orientação do paciente, as condições físicas, como por exemplo, verificar se pode deambular sozinho, e assim fornecer para a equipe multidisciplinar orientações de cuidados para o seu paciente.

Segurança na Prescrição, Uso e Administração de Medicamentos

Promover práticas seguras no uso de medicamentos em estabelecimentos de saúde.

Compete aos profissionais, médico, enfermeiro e farmacêutico, sempre verificar o nome do paciente a que se destina o medicamento, se o tipo, a dose e a via de administração estão corretos.

A administração segura do medicamento ao paciente deve ser baseada em *Cinco Certos:*

- Paciente certo
- Medicamento certo
- Via certa
- Dose certa
- Hora certa

Cirurgia Segura

A finalidade deste protocolo é determinar as medidas a serem implementadas para reduzir a ocorrência de incidentes e eventos adversos e a mortalidade cirúrgica, possibilitando o aumento da segurança na realização de procedimentos cirúrgicos, no local e no paciente correto, por meio do uso da Lista de Verificação de Cirurgia Segura desenvolvida pela Organização Mundial da Saúde – OMS (disponível no *site*: www20.anvisa.gov.br).

Promover a Cultura de Segurança é uma estratégia prevista no Plano de Segurança do Paciente, por meio de uma gestão de risco, beneficiando os três pilares da assistência:

- **Para o paciente** o maior benefício será receber um cuidado de qualidade e seguro, resultando em melhoria de sua saúde;
- **Para o profissional**, uma vez diagnosticadas e corrigidas as falhas nos processos e na estrutura, os benefícios serão condições melhores de trabalho e satisfação profissional com os resultados obtidos;
- **Para a organização**, ganho na credibilidade e redução de riscos e custos, evitando o aumento do tempo de permanência hospitalar provocado por incidentes de segurança.

Comunicação

A comunicação é um dos pontos mais importantes na assistência, porém, apresenta algumas fragilidades no seu processo, associadas às relações inter-humanas. Ela deverá ser clara, concisa e precisa, englobando os profissionais da saúde, os pacientes e seus familiares.

Na relação médico-paciente a comunicação de ser feita de forma compreensível, respeitando a diversidade cultural e intelectual.

Na comunicação entre profissionais da saúde devem ser priorizados a ética e os cuidados destinados ao paciente, cuja finalidade é o desenvolvimento das competências comunicacionais.

Bibliografia consultada

- Brasil. Agência Nacional de Vigilância Sanitária – ANVISA. Higienização das Mãos em Serviços de Saúde. Brasília: Anvisa; 2007.
- Brasil. Agência Nacional de Vigilância Sanitária – ANVISA. Segurança do Paciente em Serviços de Saúde – Higienização das Mãos. Brasília: Anvisa; 2009.
- Brasil. Agência Nacional de Vigilância Sanitária – ANVISA. RDC n°. 42, de 25 de outubro de 2010. Dispõe sobre a obrigatoriedade de disponibilização de preparação alcoólica para fricção antisséptica das mãos, pelos serviços de saúde do país e dá outras providências. Brasília, DF: Diário Oficial da União; 26 out. 2010.
- Brasil. Agência Nacional de Vigilância Sanitária. Segurança do paciente em serviços de saúde: limpeza e desinfecção de superfícies/Agência Nacional de Vigilância Sanitária. Brasília: Anvisa; 2012. 118 p. Disponível em: <https://www20.anvisa.gov.br/segurancadopaciente/index.php/publicacoes/item/seguranca-do-paciente-em-servicos-de-saude-limpeza-e--desinfeccao-de-superficies>. Acessado em: 14 jul. 2018.
- Caliri MHL, Santos CG, Mandelbaum MHS, et al. Classificação das lesões por pressão – Consenso NPUAP – 2016. Associação Brasileira de Estomoterapia – SOBEST e da Associação Brasileira de Enfermagem em Dermatologia SOBENT. Disponível em: <http://www.sobest.org.br/textod/35>. Acessado em: 14 jul 2018.
- Organização Pan-Americana de Saúde – Organização Mundial de Saúde - OPAS/OMS. Agência Nacional de Vigilância Sanitária - Ministério da Saúde -ANVISA/MS. Manual para Observadores. Brasília, DF: Anvisa; 2008.

- Organização Pan-Americana da Saúde - Organização Mundial de Saúde - OPAS/OMS. Agência Nacional de Vigilância Sanitária - Ministério da Saúde -ANVISA/MS. Guia para Implantação. Um guia para implantação da Estratégia Multimodal da OMS para a Melhoria da Higienização das Mãos. Brasília, DF: Anvisa; 2008.
- Silva MRV Dick NRM, Martini AC, et al. Incidência de úlcera por pressão como indicador de qualidade na assistência de enfermagem. UFSM. 2012;2(2):339-346.
- Teixeira JAC. Comunicação em saúde: relação técnicos de saúde – utentes. Aná. Psicológica [online]. 2004;22(3):615-20. Disponível em: <http://www.scielo.mec.pt/scielo.php?script=sci_arttext&pid=S0870-82312004000300021>. Acessado em: 14 jul. 2018.

SEÇÃO **4**

SINAIS E SINTOMAS MAIS COMUNS E DETALHES DA SEMIOLOGIA DE APARELHOS E SISTEMAS APLICADOS EM CASOS CLÍNICOS

Nesta seção do livro serão abordados aspectos dos principais sinais e sintomas que podem facilitar o reconhecimento diagnóstico de algumas doenças, assim como detalhes da anamnese e do exame físico de aparelhos e sistemas seguidos de casos clínicos representativos.

Ressaltamos que, para fins didáticos, nos casos clínicos serão descritos apenas os sinais e sintomas presentes, propiciando assim uma leitura mais dinâmica.

Principais Sinais e Sintomas

Dentre os sinais e sintomas indicativos de anormalidade orgânica destacam-se a icterícia, a dor, a dispneia, a febre, a cianose, a palidez, o edema e a perda ponderal. Entre os sintomas comuns em geriatria destacam-se a perda da memória e a sonolência.

Icterícia

CAPÍTULO 13

Junior Colombelli Scherner

A icterícia caracteriza-se pela cor amarelada da pele, de mucosas, líquidos orgânicos e olhos. Não é uma doença, mas um sinal que pode ser manifestação de várias doenças, como hepáticas, infecciosas, intoxicações, neoplásicas, colestáticas e hemolíticas. Ocorre fisiologicamente em um grande número de recém-nascidos.

Surge decorrente de alteração no metabolismo da bilirrubina, produto proveniente da degradação das hemácias. Pode advir de excesso de produção (hemólise), alteração no transporte do plasma ao fígado, alteração na captação, deficiência na conjugação ou excreção hepática.

É clinicamente detectada quando a concentração sérica de bilirrubina ultrapassa 2-3 mg/dL e visível primeiramente nas escleras.

Deve ser diferenciada do acúmulo cutâneo de betacaroteno proveniente da dieta, quando somente a pele, palma das mãos e plantas dos pés estão amareladas.

Na anamnese deve ser questionado o tempo de história, o local de aparecimento, intensidade, recorrência ou não, caráter flutuante ou não, coloração da urina e das fezes (presença de colúria e/ou acolia fecal), presença de dor abdominal, prurido, mialgia, artralgia, perda ponderal e sintomas de infecção como febre, queda do estado geral e calafrios; e dados epidemiológicos, como por exemplo, procedência, viagem recente, contato com enchentes, profissão.

Ao exame físico deverá ser observada a coloração da esclera, do freio da língua, região palmo-plantar, bem como a pele como um todo. Deve-se verificar, também, as características do fígado, do baço, presença de edema e ascite, e alterações cutâneas como telangiectasias, equimoses e escoriações decorrentes da presença de prurido.

A presença de sinais como febre, prostração, taquicardia, taquipneia e hipotensão sugere infecção.

Caso Clínico

Identificação	• A.R., 40 anos de idade, pardo, divorciado, motorista, católico, natural e procedente de São Paulo
Queixa principal e duração	• Amarelão na pele e nos olhos há 1 mês.
História pregressa da moléstia atual	• Refere icterícia há 1 mês, de caráter progressivo, generalizado e persistente. Nega fator desencadeante, de melhora e piora • Relata como sintoma associado, colúria, acolia fecal, anorexia, prurido cutâneo e perda de pelos dos membros inferiores • Há 1 mês vem evoluindo com edema de membros inferiores e aumento da circunferência abdominal e há 7 dias com sonolência durante o dia e insônia • No momento os familiares relatam confusão mental e presença de manchas vermelhas dispersas pelo corpo
Interrogatório sintomatológico dos diversos aparelhos	• Refere diminuição do apetite
Antecedentes pessoais	• Fratura de antebraço direito há 5 anos após a ingestão de bebida alcoólica necessitando de osteossíntese.
Antecedente familiar	• Pai é alcoólatra
Vacinação	• Em dia
Hábitos e vícios	• Refere tabagismo de um maço/dia durante 25 anos e ingestão de bebida alcoólica destilada 500 mL/dia durante 10 anos
Medicamentos em uso	• Nega
Condições da moradia	• Convive com quatro pessoas em cinco ambientes com saneamento básico
Exame físico 	• Regular estado geral, confusão mental, palidez +/+4, icterícia +3/+4 em pele, esclera e freio da língua, desidratado +/+4, acianótico, afebril, sem linfadenomegalias palpáveis, perfusão periférica maior de 3 segundos. • Pressão arterial: 110 x 70 mmHg; pulso regular 110 bpm; frequência respiratória 24 irpm; temperatura axilar 36,5°C. • Peso: 64 kg; estatura: 1,78 m; IMC = 20,6 kg/m^2. • Pele: eritema palmar e rarefação de pelos em membros inferiores, atrofia muscular, aranhas vasculares, escoriações em membros, *flapping*, edema de membros inferiores +2/+4, frio, mole e indolor, cacifo + e ginecomastia bilateral. • Abdome: globoso e distendido, com protrusão da cicatriz umbilical (Figura 13.1) e evidência da circulação da parede abdominal, pele lisa e brilhante com aranhas vasculares.

- À percussão nota-se a presença de sinal do piparote +, semicírculo de Skoda +.
- Traube livre.
- Fígado palpável a 1 cm do RCD, borda irregular, sem nodulação de consistência endurecida.
- Genital: inversão da disposição dos pelos pubianos com configuração em triângulo e atrofia de testículos bilateral.
- Membros inferiores: edema em pernas +2/+4, frio, mole e indolor.
- Diagnóstico sindrômico: síndrome ictérica.
- Diagnóstico anatômico: sistema hepatocelular.

Comentários

- O paciente tem cirrose hepática de provável etiologia alcoólica com sinais de descompensação caracterizada pela insuficiência hepática e hipertensão portal, a qual pode manifestar-se por disfunção da síntese proteica, conjugação da bilirrubina e da função de depuração
- No exame físico é possível verificar cada uma dessas disfunções citadas:
  - disfunção proteica caracterizada pelo edema e petéquias
  - disfunção da conjugação da bilirrubina: icterícia
  - disfunção da depuração hepática: confusão mental e transtorno do ciclo sono-vigília
- Além disso, verificam-se ao exame físico sinais de hepatopatia crônica:
  - aranha vascular
  - atrofia testicular
  - rarefação de pelos em membros inferiores
  - modificação da distribuição de pelos pubianos
  - ginecomastia
  - ascite
- Na anamnese devem ser questionados especificamente os hábitos e vícios. Em algumas situações nas quais há negativa do uso de bebida alcoólica ou de assumir-se alcoólatra, devem ser feitas algumas perguntas (Cage, 1983):
  1. Você já tentou diminuir ou largar a bebida?
  2. Você já ficou incomodado ou irritado com os outros porque já criticaram o seu jeito de beber?
  3. Você já se sentiu culpado por causa de seu jeito de beber?
  4. Você já teve que beber para aliviar os nervos ou reduzir os efeitos de uma ressaca?

Bibliografia consultada

- Bouchhier IAD, Ellis H, Fleming AR. Diagnóstico diferencial em clínica médica. In: Icterícia. 13ª ed. Rio de Janeiro: Medsi; 2002. p. 362-79.
- Fevery J, Blanckaert N. Bilirrubin metabolism. In: McIntyre N, Benhamou JP, Bircher J, Rizzetto M, Rodes J, eds. Oxford textbook of clinical hepatology. 2nd ed. Oxford: Oxford University Press; 1992p. 107-115.
- Long DL, Kasper DL, Hauser SL, et al. Medicina interna de Harrison. 18ª ed. 2013. p. 324-329.
- Porto CC, Porto AL. Semiologia médica. 7ª ed. Rio de Janeiro: Guanabara Koogan; 2014.
- Ramos JR J. Semiotécnica da observação clínica – Fisiopatologia dos sintomas e sinais. In: Sintomas e sinais comuns a muitas enfermidades – Icterícia. 7ª ed. São Paulo: Sarvier; 1995. p. 27-29.
- Roy-Chowdhury J, Jansen PLM. Bilirrubin metabolism and its disorders. In: Zakim D, Boyer TD, eds. Hepatology - A textbook of liver disease. 3rd ed. Philadelphia: W. B. Saunders Company; 1996.
- Sherloxk S & Dooley D. Diseases of the liver and biliary system. Jaundice. 11th ed., Oxford: Blackwell Science; 2002. p. 205-218.

CAPÍTULO **14**

Dor

Cristiane Maria da Rocha

Neste capítulo propõe-se fazer uma abordagem clínica do principal sintoma em consultas médicas, que é a dor. Por ser a cefaleia uma queixa álgica frequente na prática médica, ela será abordada com maiores detalhes.

A cefaleia é um tipo de dor; e segundo a *International Association for Study of Pain* (IASP, 1979), dor é uma experiência sensorial e emocional desagradável associada a dano real ou potencial de tecidos ou descrita em termos de tal dano (Treede, 2005).

Ser portador de qualquer fenômeno doloroso pode interferir na qualidade de vida de todo paciente de forma temporária ou definitiva. Pacientes com dor aguda ou crônica apresentam prejuízo no controle da atenção, memória, flexibilidade mental, solução de problemas e velocidade de processamento de informações. As dores, aguda e crônica, também estão associadas ao aumento de quadros depressivos, ansiedade, medo e raiva, e outros fatores psicológicos como excitação ou distração podem modular significativamente a intensidade, bem como o desprazer da mesma (Hart, 2003; Moore, 2017).

São sensíveis à dor várias estruturas que compõem o crânio:

- Todas as estruturas faciais
- Periósteo e articulação temporomandibular
- Couro cabeludo
- Artérias
- Seios venosos intracranianos

No Brasil, não há dados epidemiológicos específicos, mas Specialli *et al.* (2000) em estudo prospectivo com 6.006 pacientes, identificaram que 9,3% desse grupo tinham queixas de cefaleia, dos quais 55,6% eram por cefaleia primária, em particular, por migrânea (45,1%).

Há um pensamento comum na população de que sinusites, problemas oculares e hipertensão arterial são as causas mais comuns de cefaleia. É bem verdade que os elementos apontados acima, embora bem prevalentes em nosso meio, podem desencadear um quadro de cefaleia secundária, mas não são as primeiras etiologias a serem pensadas pelo clínico ou pediatra. Nos casos de sinusopatias levando à cefaleia, obrigatoriamente o paciente tem história prévia ou concomitante de sintomatologia de vias aéreas superiores (obstrução nasal, coriza, rouquidão, voz anasalada, roncos durante o sono, etc.). Nos casos de problemas oculares, lembrar que o astigmatismo é a única condição que leva a cefaleia após esforço (leitura prolongada, uso de *tablets*, celulares, etc.), porém, a persistência de cefaleia e dor ocular nos obriga a afastar glaucoma de ângulo fechado. Por fim, a hipertensão sistêmica é comumente assintomática, mas pode cursar com cefaleia frustra, leve e holocraniana associada à dor nucal leve (Bacheschi, 2016; Bajwa, 2017).

A história clinica bem feita é a ferramenta mais adequada para definição do tipo de cefaleia. O exame físico sistêmico é um complemento importante após a anamnese, enfocando os dados positivos que foram identificados durante a história. Raras serão as ocasiões em que haverá necessidade de imagem (tomografia ou ressonância de encéfalo) para a confirmação diagnóstica.

Na anamnese do paciente ambulatorial, o médico deverá identificar os seguintes fatores importantes para portadores de dor, e principalmente de cefaleia (Bajwa, 2017):

- Idade de início da dor
- Presença ou não de aura ou pródromo
- Frequência, intensidade e duração da crise de dor (em dias, semanas ou meses)
- Horário e forma de aparecimento da dor
- Localização e se ocorre irradiação
- Sinais e sintomas associados
- Fatores precipitantes (Tabela 14.1)
- Fatores de alívio e piora
- Impacto das atividades do dia a dia sobre a intensidade da dor
- Relação com alimentação, álcool e drogas ilícitas e medicamentos
- Alteração recente de sono, peso, alimentação e exercícios físicos
- Método anticoncepcional (para mulheres)
- Relação com ciclo menstrual (para mulheres)
- Associação com fatores ambientais
- História familiar

Tabela 14.1: Fatores desencadeantes de Cefaleia Primária

Alimentar	Hormonal	Estímulo Sensorial	Estresse	Ambiental
• Álcool • Chocolate • Queijos • Aspartame • Nitratos • Glutamatos • Refeições incompletas e irregulares	• Menstruação • Ovulação • Reposição hormonal (progesterona)	• Odores • Excesso de luz • Excesso de ruído ambiental • Telas de *tablets* e celulares	• Luto • Tensão no ambiente de trabalho • Mudanças de rotina	• Mudanças climáticas extremas • Privação de sono • Atividade física irregular e sem supervisão • Excesso de analgésicos

No exame físico, é importante avaliar:

- Pressão arterial em dois membros e presença de pulso nos quatro membros
- Palpação de cabeça, pescoço e ombros em busca de pontos dolorosos (possibilidade de associação com fibromialgia e/ou cefaleia tensional). A palpação das artérias temporais faz o diagnóstico de arterite temporal como causa da dor
- Percussão da face e inspeção da orofaringe podem facilitar o diagnóstico de rinossinusopatia como diagnóstico etiológico

Nos pacientes com sintomas agudos atendidos no setor de emergência, a regra mnemônica ASINM permite uma anamnese dirigida:

- Acordar pela dor de cabeça
- Sinais sistêmicos associados como febre, perda de peso ou situações de câncer, gravidez e imunodepressão
- Início recente em maiores de 40 anos ou primeira crise muito intensa
- Sinais neurológicos focais, como paralisias motoras ou de nervos cranianos, alteração do estado mental, meningismo, perda visual ou auditiva
- Mudança do padrão de cefaleia pregressa

Tais sinais de alerta indicam a necessidade de exame de imagem (tomografia ou ressonância) do encéfalo. Vale ressaltar que esses exames devem ser feitos com contraste. A ressonância tem a vantagem de não emitir radiação e ser precisa para quadros que cursam com edema cerebral e problemas vasculares.

Em pacientes com meningismo faz-se necessária a coleta e análise do líquor.

É muito comum os pacientes procurarem o médico para tratamento e esclarecimento de seu quadro doloroso, muito preocupados com doenças cerebrais. Nesse caso, a boa anamnese e a confiança na relação médico-paciente é a base para uma conduta precisa, sem exageros no que diz respeito a excesso de exames, e na compreensão do paciente para seu problema. Favorecer seguimento ambulatorial mensal pode fazer essa confiança ser reiterada para uma melhor condução clínica.

A cefaleia pode ser classificada em primária ou secundária. O subtipo primário é definido por Sanvito e Mozillo (1997) como uma dor crônica, de apresentação episódica ou contínua e de natureza disfuncional, o que significa a não participação de processos estruturais na etiologia da dor, onde a migrânea (enxaqueca), cefaleia tensional, cefaleia em salvas (*cluster*) e cefaleia diária crônica se encontram. O subtipo secundário é aquele decorrente de doença sistêmica (infecções, HAS, diabete, etc.) ou intracraniana.

Cefaleias Primárias: o dia a dia do clínico

A grande maioria dos pacientes com dor de cabeça preenche critérios para cefaleia primária. A cefaleia tensional episódica é o fenômeno mais comum nas consultas médicas, mas a migrânea ou enxaqueca é a condição clínica mais prevalente nesse grupo. Vejamos a seguir.

A migrânea é um dos subtipos mais comuns de cefaleia e é reconhecida como uma doença sindrômica, de predomínio no sexo feminino, de causa multifatorial e origem hereditária (Bajwa, 2017). Clinicamente, é caracterizada por hemicrania, em geral do tipo latejante, unilateral, frequentemente associada a náuseas e vômitos, precedida de uma sintomatologia própria ou pródromos (osmofobia, irritabilidade, distúrbios gastrointestinais, etc.), desencadeada por vários fatores (Tabela 14.1) e que pode durar até 72 h. Um estudo recente mostra uma prevalência mundial de migrânea em 11,6% da população, sendo duas vezes mais comum em mulheres, pessoas que residem nos centros urbanos e estudantes do ensino médio e universitário (Woldeamanuel, 2017).

A cefaleia do tipo tensional (TT) é a mais comum no paciente adulto, principalmente em maiores de 30 anos de idade, expostos às tensões do dia a dia. Caracteriza-se como uma dor holocraniana, em peso, difusa, em geral contínua, com períodos de acalmia e recidiva, de leve a moderada intensidade sem outros fatores associados ou de piora, o que difere da migrânea, porém, é extremamente comum a associação dessas duas condições (Bacheschi, 2016; Bajwa, 2017).

Quadros de duração menor de 15 crises por mês são considerados como episódicos. Pacientes com mais de 15 episódios por mês, por pelo menos 6 meses, são classificados como crônicos. É mais comum em mulheres e frequentemente associada à depressão.

A cefaleia em salvas (*cluster headache*) é mais comum em homens após os 30 anos de idade, surge subitamente, possui grande intensidade, de curta duração por episódio (15 min a no máximo 3 h), sem fatores desencadeantes, associada a congestão nasal e conjuntival e hiperemia ocular, de localização periorbitária ipsolateral à dor. Nada parece aliviar a dor e o paciente fica muito inquieto. Pode surgir ptose palpebral ou semiptose do mesmo lado da dor, condição essa que, em seu primeiro episódio, pode levar o médico a fazer indicação de imagem. Essas crises, ou salvas, costumam ocorrer nos mesmos horários do dia ou da noite e diminuem de frequência e intensidade ao longo dos anos.

A cefaleia diária crônica não é um tipo específico de cefaleia, mas uma síndrome que pode incluir causas primárias e secundárias para a dor. É uma dor que pode tanto ser prolongada em horas (> 4 h/episódio) ou repetitiva por mais de 15 dias/mês com episódios de até 4 h. Quadros de migrânea, cefaleia tensional e hemicrania contínua podem ter uma evolução cronificada (Bacheschi, Bajwa, 2017).

Uma condição muito comum, que também leva a cefaleia diária crônica, é o abuso de analgésicos. Em geral, a automedicação feita de forma errada, sem orientação médica, com analgésicos administrados em subdose, de várias categorias e com posologia e horários errados. Parece que existe uma certa predisposição genética e pessoas com quadros depressivos possuem uma maior facilidade para desenvolver essa condição, dado o perfil psicológico próprio desse grupo de pacientes (Garza, 2017).

Caso Clínico

Identificação	• MCS, 25 anos, feminina, casada, do lar, católica, natural e procedente de São Paulo-SP.
Queixa principal e duração	• Dor de cabeça há 6 meses.
História pregressa da moléstia atual	• Paciente há 2 anos vem apresentando episódios recorrentes de cefaleia, dois episódios mensais, de apresentação matinal, após despertar, pulsátil, de forte intensidade, sem irradiação, unilateral, desencadeada por odores fortes, barulho, alguns alimentos como chocolate, queijo e bebidas alcoólicas. Piora com a luminosidade e melhora com ambientes calmos e escuros. • Há 6 meses houve piora da frequência da dor após ter iniciado o uso de anticoncepcional oral. • Procurou serviço médico onde foram prescritos analgésicos com melhora parcial dos sintomas. • Atualmente refere manter o sintoma com as mesmas características já descritas.
Interrogatório sintomatológico dos diversos aparelhos	• Nada digno de nota.
Antecedentes familiares	• Refere que a sua mãe de 55 anos de idade apresenta os mesmos sintomas, diagnosticados como enxaqueca desde a sua adolescência.
Exame físico	• Peso: 60 kg. Estatura: 1,68 m. IMC: 21,3 kg/m^2. PA: 100/60 mmHg. • FC: 68 bpm. FR: 16 irpm. Temperatura axilar: 36,4ºC. • Neurológico: consciente, contactuante, sem déficits sensitivo e motor, normorreflexia, pupilas isocóricas e fotorreagentes, avaliação dos pares cranianos sem anormalidades e fundo de olho normal.
Diagnóstico sindrômico	• Síndrome álgica (cefaleia).
Diagnóstico anatômico	• Crânio.
Comentários	• Essa paciente tem sintomas e fatores desencadeantes sugestivos de uma cefaleia primaria tipo migrânea. • Como não apresenta sinais neurológicos como rebaixamento do nível de consciência e déficits sensitivo e motor, é possível descartar outras doenças, como lesão expansiva cerebral. • A piora da dor nos últimos 6 meses provavelmente se relaciona com o uso de anticoncepcional. Esse medicamento acarreta alterações vasomotoras que participam do mecanismo fisiopatológico da cefaleia.

- É necessário, ainda, reafirmar a importância do seguimento ambulatorial mensal, quando possível, trazendo em consulta um diário de dor em que constem os seguintes itens:
  - data da dor;
  - horário de início e término da dor;
  - atividade que estava realizando quando iniciou a dor;
  - medicação utilizada (dose, horário e efeito);
  - sintomas associados (náusea, vômito, vertigem, foto/fonofobia, etc.);
  - fatores de melhora;
  - fatores de piora;
  - primeiro dia da menstruação (naquele mês).
- Os elementos acima irão auxiliar o médico a entender o comportamento da dor, monitorar a resposta terapêutica e definir com mais exatidão as condutas subsequentes.

Bibliografia consultada

- Bacheschi LA, Fortini I. Cefaleias. In: Nitrini R, Bacheschi LA. A Neurologia que todo médico deve saber. 3ª ed. São Paulo: Atheneu; 2016. p. 289-308.
- Bajwa ZH, Wootto RJ. Evaluation of headache in adults. UpToDate, Waltham, MA. Acessado em: 03 ago. 2017.
- Bajwa ZH, Smith JH. Acute treatment of migraine in adults. In: UpToDate, Swanson JW, ed. Acessado em: 07 set. 2017.
- Bigal ME, Bordini CA, Speciali G. Etiology and distribution of headaches in two Brazilian primary care units. Headache. Mar 2000;40(3) 241-7.
- Cutrer FM. Evaluation of the adult with headache in the emergency department. In: UpToDate, Hockberg RS, ed. Acessado em: 07 set. 2017.
- Garza I, Schwedt TJ. Medication overuse headache: etiology, clinical features, and diagnosis. In: UpToDate, Swanson JW, ed. Acessado em: 07 set. 2017.
- Hart RP, Wade JB, Martelli MF. Cognitive impairment in patients with chronic pain: the significance of stress. Curr Pain Headache Rep. 2003;7(2):116-26.
- Moore CS, Sibbritt DW, Adams J. A critical review of manual therapy use for headache disorders: prevalence, profiles, motivations, communication and self-reported effectiveness. BMC Neurology. 2017;17:61. DOI 10.1186/s12883-017-0835-0.
- Pimentel IRS, Baghavan CC, Lima JC, Ribeiro FG, Sampaio FPC, Pinheiro RP, et al. Caracterização da demanda em uma Unidade de Saúde da Família. Rev bras med fam comunidade (Florianópolis). Jul-Set 2011;6(20):175-81. DOI: 10.5712/rbmfc6(20)95.
- Sanvito WL, Monzillo PH. Cefaléias primárias: aspectos clínicos e terapêuticos. Medicina (Ribeirão Preto). out/dez. 1997;30:437-448.
- Treede RD. Pain and hiperalgesia: definitions and theories. In: Cervero F, Jensen TS, eds. Handbook of Clinical Neurology, Pain. 2005;81(3rd series):3-10.
- Woldeamanuel YW, Cowan RP. Migraine affects 1 in 10 people worldwide featuring recent rise: A systematic review and meta-analysis of community-based studies involving 6 million participants. J Neurol Sci. 2017 Jan 15;372:307-315. doi: 10.1016/j.jns.2016.11.071. Epub 2016 Dec 3.

CAPÍTULO **15**

Dispneia

Kleber Pissolatti Pellucci

A palavra dispneia origina-se de *dñspnoia*, palavra grega que significa respiração ruim. É um sintoma subjetivo de desconforto respiratório.

De acordo com a *American Thoracic Society* é "um termo usado para caracterizar a experiência subjetiva de desconforto respiratório que consiste de sensações qualitativamente distintas, variáveis em sua intensidade. A experiência deriva de interações entre múltiplos fatores fisiológicos, psicológicos, sociais e ambientais, podendo induzir respostas comportamentais e fisiológicas secundárias".

A dispneia é um sintoma que atinge milhões de pessoas com doenças pulmonares, porém pode ser a manifestação primária de isquemia miocárdica, anemia, obesidade ou falta de condicionamento físico.

É considerada aguda quando se apresenta em horas ou dias e crônica quando superior a 4 semanas.

Pode-se caracterizar em dois grupos:

1. Dispneia relacionada ao sistema respiratório: distúrbio do controle do sistema nervoso central, mecanismo ventilatório e de alterações nas trocas gasosas

a. sistema nervoso central: alterações nos níveis de pH, pO_2, pCO_2 estimulam os quimiorreceptores localizados nas grandes artérias que enviam sinais ao centro respiratório, controlando assim a amplitude e a frequência da respiração;

b. mecanismo ventilatório: relacionado aos músculos respiratórios, às costelas, à pleura e às vias aéreas. Mecanorreceptores torácicos e pulmonares sinalizam a mudança de comportamento da ventilação e a capacidade de contração da musculatura, regulando também a amplitude e a frequência respiratória;

c. alteração nas trocas gasosas: relaciona-se diretamente à membrana alvéolo-capilar, responsável pela difusão de oxigênio e dióxido de carbono. Alterações nesta membrana comprometem as trocas gasosas, causando hipoxemia ou hipercapnia, que regula a respiração por estimulação do sistema nervoso central.

2. Dispneia relacionada ao sistema cardiovascular: insuficiência cardíaca, anemia e falta de condicionamento físico:

a. insuficiência cardíaca: alteração funcional do coração leva a uma dificuldade para o suprimento sanguíneo aos tecidos. Observa-se um aumento da pressão venosa e congestão pulmonar, levando a dispneia por alterações nas trocas gasosas e estimulação vascular, como ocorre nas doenças valvares e miocardiopatias;

b. anemia: devido à deficiência no aporte de oxigênio aos tecidos observa-se um aumento do trabalho cardíaco, podendo ocorrer insuficiência cardíaca (*cor pulmonale*) e acidose metabólica;

c. falta de condicionamento físico: acarreta precocidade do limiar anaeróbico e acidose metabólica, gerando hiperventilação compensatória.

Caso Clínico 1

Identificação	J.I.C., 17 anos, masculino, branco, solteiro, natural e procedência de São Paulo, católico, estudante, residente em São Paulo.
Queixa principal e duração	Falta de ar há 2 dias.
História pregressa da moléstia atual	Relata que há 2 dias iniciou dispneia de fraca intensidade, desencadeada por inalação de produto químico à base de tinta. Nega fatores de melhora. Refere como fatores de piora o exercício físico. Como sintomas associados ao quadro refere a presença de sibilos e tosse seca. Procurou serviço médico de assistência primária onde foram prescritos inalações e xarope que não sabe referir o nome e a dosagem, sem melhora. Devido a piora progressiva da dispneia procurou atendimento hospitalar, onde relatou episódios semelhantes no passado.
Interrogatório sintomatológico dos diversos aparelhos	• Nariz: refere episódios frequentes de obstrução nasal, coriza hialina e espirros em salva. • Respiratório: vide a HPMA. • Demais aparelhos: nada digno de nota.
Antecedentes pessoais	• Nascido de parto normal. • Teve varicela aos 3 anos e caxumba aos 5 anos de idade. • Rinite desde 9 anos, em tratamento irregular com budesonida nasal 50 mcg duas vezes ao dia. • Asma desde 10 anos, em tratamento com budesonida e formoterol inalatório 200/6 mcg duas vezes ao dia. • Internação por 3 dias no Hospital Santa Marcelina aos 14 anos de idade por crise asmática. Tratado com inalação com fenoterol e ipratrópio e injeção de hidrocortisona. • Vacinação completa.
Antecedentes familiares	Mãe asmática desde a infância.
Hábitos e estilo de vida	Mora com os pais. Alimenta-se bem (quatro refeições por dia), dieta diversificada. Faz exercícios físicos (futebol) três vezes por semana. Nega tabagismo e etilismo. Nega viagens recentes.
Condições socioeconômicas e culturais	Mora em casa de alvenaria com cinco cômodos/seis pessoas, com umidade e mofo, piso acarpetado, com boas condições de saneamento básico. Refere a presença de animais domésticos (dois gatos). Convive bem com os pais. Cursa o 3º ano do ensino médio.

Exame físico geral	• Peso: 78 kg. Estatura: 1,77 m. IMC: 24,9. FR: 40 bpm. FC: 124 bpm. Temp: 36,7º C. PA: 150 x 90 mmHg. • REG, cianose labial, hidratado, anictérico, dispneico +2/+4, palidez +/+4. • Nível de consciência: consciente. • Pele: presença de palidez cutânea e sudorese fria. • Fácies: atípica.

Exame físico pulmonar	• Inspeção estática:
	  – tórax: simétrico sem abaulamentos ou depressões.
	• Inspeção dinâmica:
	  – tipo respiratório: toracoabdominal;
	  – ritmo respiratório: dispneia;
	  – amplitude: respiração superficial;
	  – frequência respiratória: 40 irpm;
	  – presença de tiragem intercostal e na fúrcula esternal;
	  – expansibilidade: diminuída difusamente.
	• Palpação: estrutura da parede torácica: pele, tecido celular subcutâneo, musculatura sem anormalidades.
	• Expansibilidade: diminuída em ápices e bases.
	• Frêmito toracovocal: simétrico.
	• Percussão: percutidas simetricamente as faces anteriores, laterais e posteriores: som claro pulmonar.
	• Ausculta: murmúrio vesicular presente com sibilos difusos inspiratórios e expiratórios.
	• Ressonância vocal: normal.

Diagnóstico sindrômico	Síndrome dispneica.
Diagnóstico topográfico	Tórax (pulmão).
Comentários	Trata-se de um distúrbio pulmonar (asma brônquica) com quadro de dispneia aguda desencadeada por odor de tinta. A asma é uma doença crônica inflamatória heterogênea caracterizada por hiper-reatividade brônquica. Há tendência da via aérea se fechar em resposta a uma variedade de estímulos, levando a sibilos, falta de ar, aperto no peito e tosse, que variam de intensidade em associação a limitação variável do fluxo aéreo expiratório. É comumente desencadeada por fatores alergênicos, tais como: ácaros, mofo, animais peludos, baratas, pólen e agentes sensibilizantes. História familiar ou pessoal de alergia favorece o diagnóstico de asma em um paciente com sintomas respiratórios sugestivos.

A presença de sibilos em tonalidade alta é característica da asma, mas não é específica. São ouvidos mais comumente na expiração, mas podem ocorrer na inspiração. Variam de tonalidade e iniciam e terminam em diferentes pontos do ciclo respiratório.

No exame físico, taquipneia, taquicardia e uso de musculatura acessória (tiragem) durante a inspiração são geralmente encontrados durante quadros severos de asma, porém a falta não exclui a severidade.

A cianose apresentada nesse caso clínico é de causa central, pois é devida a dificuldade de aeração alveolar e reverte com a oxigenoterapia.

Caso Clínico 2

Identificação	M.F.C., 64 anos, masculino, branco, casado, natural e procedente de São Paulo, católico, aposentado.
Queixa principal e duração	Falta de ar há 3 dias.
História pregressa da moléstia atual	Relata que há 3 dias iniciou quadro de dispneia de moderada intensidade, sem fator desencadeante, que piorava com o esforço físico e melhorava ao repouso. Associado ao quadro apresentava sibilos que pioravam aos esforços, tosse com secreção amarelada e febre medida de 38ºC. Relata piora progressiva da dispneia e dos sibilos. No momento refere ainda dispneia e episódios febris.
Interrogatório sintomatológico dos diversos aparelhos	• Olhos: diminuição da acuidade visual. • Sistema respiratório: dispneia e sibilos esporádicos, principalmente aos esforços físicos. • Demais aparelhos: nada digno de nota.
Antecedentes pessoais e familiares	Nascido de parto normal. Relata internação há 5 anos para cirurgia de hérnia inguinal à direita. Relata vacinação anual para gripe. Mãe falecida de infarto agudo do miocárdio aos 80 anos de idade e pai falecido de acidente vascular cerebral aos 84 anos de idade.
Hábitos de vida	Mora com a esposa. Não se alimenta bem. Ingere alimentos gordurosos e não come verduras. Não faz exercícios físicos. Tabagismo, 80 maços/ano e etilismo de final de semana (duas latas de cerveja). Nega viagens recentes.
Condições socioeconômicas e culturais	Mora em casa de alvenaria com quatro cômodos/cinco pessoas, bem arejada, com boas condições de saneamento básico. Relata ter pássaros e uma tartaruga. Convive bem com a esposa. Estudou até a 8ª série do ensino fundamental.
Exame físico geral	• Peso: 82 kg. Estatura: 1,66 m. IMC: 29,8. FR: 28 irpm. FC: 100 bpm. Temp.: 38,5º C. PA: 160 x 90 mmHg medida em braço esquerdo na posição deitada. • Regular estado geral. • Ritmo respiratório regular. • Nível de consciência: consciente. • Presença de cianose discreta de extremidades. • Hidratado. • Fácies: pletórica.

Exame físico pulmonar	• Inspeção estática:
	  – forma do tórax: forma de barril.
	• Inspeção dinâmica:
	  – tipo respiratório: abdominal;
	  – ritmo respiratório: dispneia;
	  – amplitude: respiração superficial;
	  – expansibilidade: diminuída difusamente.
	• Palpação:
	  – estrutura da parede torácica: musculatura hipotrófica;
	  – expansibilidade: diminuída em ápices e bases;
	  – frêmito toracovocal: simétrico.
	• Percussão:
	  – Percutidas simetricamente as faces anteriores, laterais e posteriores: som claro pulmonar.
	• Ausculta:
	  – Murmúrio vesicular presente diminuído difusamente com roncos em ambas bases e estertores crepitantes em base direita.
	• Ressonância vocal: normal, exceto em base direita que está aumentada.

Diagnóstico sindrômico	Síndrome dispneica ou síndrome infecciosa.
Diagnóstico topográfico	Tórax (pulmão direito).
Comentários	Trata-se de um paciente com quadro de doença pulmonar obstrutiva crônica (DPOC) exacerbado por um quadro infeccioso (pneumonia). A doença pulmonar obstrutiva crônica é uma doença prevenível e tratável caracterizada por sintomas respiratórios e limitação do fluxo aéreo associada à inflamação crônica em resposta a partículas e gases nocivos. A exacerbação do quadro de DPOC é definida por aumento na produção de secreção ou mudança nas suas características, aumento de tosse e da dispneia. A história clínica revela que o paciente apresentava quadros de dispneia aos esforços, era tabagista importante e apresentou descompensação do quadro com aumento do desconforto respiratório e secreção amarelada associada a febre. Ao exame físico apresentava cianose de extremidades, o tórax em forma de barril, expansibilidade diminuída difusamente, e na ausculta o paciente apresentava murmúrio vesicular presente e diminuído difusamente com roncos e estertores crepitantes na base direita, com ressonância vocal aumentada.

A cianose de extremidades está associada à alteração na troca gasosa pelo quadro de exacerbação da DPOC.

O tórax em barril está relacionado com o aumento no diâmetro anteroposterior que, praticamente, iguala-se ao transversal. A causa mais comum é a Doença Pulmonar Obstrutiva Crônica; no entanto, pode surgir em pessoas idosas sem doença pulmonar.

A presença de roncos e estertores crepitantes em base direita denota um quadro de aumento da secreção com infecção pulmonar. A ressonância vocal aumentada sugere uma condensação, a qual transmite com maior nitidez o som falado.

Bibliografia consultada

- Martinez JAB, Padua AI, Terra Filho J. Dyspnea. Medicina (Ribeirão Preto). jul./dec. 2004;37:199-207.
- Parshall MB, Schwartzstein RM, Adams L, et al. An Official American Thoracic Society Statement: Update on the Mechanisms, Assessment, and Management of Dyspnea. American Journal of Respiratory and Critical Care Medicine. 2012;185(4):435-452.
- Porto CC, Porto AL. Exame Clínico. 8ª ed. Rio de Janeiro: Guanabara Koogan; 2017. VitalBook file.
- Swartz MH. Tratado de Semiologia Médica. 5ª ed. Rio de Janeiro: Elsevier; 2006.

CAPÍTULO **16**

Febre

Edson Vanderlei Zombini • Valéria Casella Speltri • Lais Leiko Batista Azuma

Febre é um dos sintomas mais relatados nos serviços de pronto-atendimento, particularmente os destinados a atenção à saúde das crianças.

É definida como a elevação da temperatura do corpo que ultrapassa a oscilação diária normal.

O nível de temperatura a partir da qual se define febre, apesar de discutível, é 37,5°C.

A temperatura corporal varia dentro da faixa de normalidade, no decorrer do dia. Temperaturas mais baixas, em torno de 36ºC, são verificadas no início da manhã por volta de 3-4 horas e mais elevadas, em torno de 37,5°C, no fim da tarde e início da noite.

Outras causas de pequenas oscilações da temperatura do organismo, sem que isso indique necessariamente uma enfermidade, incluem-se: exercício físico, alimentação, hábito de fumar, condições ambientais, ovulação e gestação; todas elevando ligeiramente a temperatura.

A idade também influência a regulação da temperatura corporal. O recém-nascido tem uma maior labilidade na sua temperatura corporal devido à imaturidade do centro termorregulador e à camada pouco espessa de tecido subcutâneo. As crianças têm uma temperatura ligeiramente mais elevada, dentro da faixa de normalidade, devido ao metabolismo mais acelerado. O idoso apresenta alteração da regulação térmica devida a disfunção do centro termorregulador e, também, desequilíbrio vasomotor (vasoconstrição e vasodilatação), manifestando maior sensibilidade ao frio e ao calor.

A regulação da temperatura do corpo é feita pelo centro termorregulador localizado no hipotálamo. Essa estrutura realiza o equilíbrio entre a produção e a perda do calor.

A produção do calor faz-se pela atividade muscular e pelo metabolismo de carboidrato, gordura e proteína. Por outro lado, a perda de calor é feita por um dos seguintes mecanismos: convecção (pela corrente de ar passando pelo corpo); condução (contato do corpo com uma superfície mais fria); evaporação (pela evaporação do suor, responsável por 25% da perda do calor do organismo) e radiação (troca de calor com o meio, responsável por 60% da perda do calor do organismo).

O controle da temperatura faz-se muito mais pela perda do calor do que da sua produção, uma vez que o centro termorregulador não tem controle sobre o metabolismo basal e a atividade muscular.

A febre ocorre quando o centro termorregulador eleva o ponto de termorregulação da temperatura corporal para um patamar mais elevado.

O desencadeante de tal processo é a presença de pirógenos externos produzidos por agentes infecciosos (vírus, bactérias, fungos), complexo Ag-Ac e produtos da degradação celular. Esses estimulam os macrófagos a produzirem os pirógenos endógenos que por meio de um mediador, a prostaglandina E, estimula o centro termorregulador a elevar a temperatura. Para que isso ocorra é necessário diminuir a perda de calor por meio de vasoconstrição periférica, abolição da sudorese, diminuição da exposição da superfície corpórea (adotando a posição de flexão do corpo) e tremores para a produção de calor pela atividade muscular. Isso acarreta a elevação da temperatura, ausência de sudorese, extremidades frias e sensação de frio.

O aumento da temperatura corporal acarreta uma aceleração do metabolismo e do consumo de oxigênio e melhora no desempenho dos mecanismos de defesa imunológica, com aumento da quimiotaxia e da fagocitose.

Técnica de mensuração da temperatura e valores de normalidade

Temperatura oral	Posicione o termômetro sob a língua do paciente, solicitando que o mesmo feche a boca. Aqui a temperatura normal varia entre 36 a 37,4°C
Temperatura axilar	O termômetro é colocado na axila, tomando-se o cuidado de não entrar em contato com roupas ou suor. A temperatura é mais baixa que a oral, variando entre 36 a 36,5°C
Temperatura retal	O paciente deverá ser posicionado em decúbito lateral com os quadris fletidos. Lubrifica-se a ponta do termômetro e a seguir a introduz cerca de 3 a 4 cm no canal anal em direção ao umbigo. A temperatura retal é maior que a oral em 0,4 a 0,5ºC. Varia entre 36 a 37,5°C
	A mensuração da temperatura retal faz-se importante na suspeita de abdome agudo e nas afecções pélvicas. Nessas situações, a diferença entre a temperatura axilar e retal é maior que 0,5°C

Temperatura da membrana timpânica	Posicione o espéculo no canal auditivo em direção à membrana timpânica, certificando-se de que o canal auditivo esteja livre de cerume. Essa temperatura é cerca de 0,8ºC maior que a temperatura oral normal

O local de aferição da temperatura habitualmente é na região axilar.

As causas de febre incluem infecções, traumas (cirurgia, acidentes com destruição tecidual), neoplasias (leucemia), doenças hematológicas (anemia hemolítica), uso de alguns medicamentos, doenças imunológicas (colagenoses), distúrbios hormonais (hipertireoidismo).

Frente ao paciente febril é necessário realizar uma anamnese detalhada e um exame físico minucioso, questionando a presença dos principais sintomas dos diversos aparelhos e observando a presença de sinais clínicos que contribuem para a suspeita de algum diagnóstico. Assim, diante de:

- Espirros, tosse e odinofagia deve-se suspeitar de infecções de vias aéreas superiores
- Confusão mental, convulsão e sinais de irritação meníngea, de meningite
- Bócio e exoftalmia, de crise tireotóxica
- Palidez acentuada, de anemia hemolítica
- Linfonodomegalias e hepatoesplenomegalia, de mononucleose e linfomas
- Icterícia, de hepatite, leptospirose, dengue, febre amarela, malária
- Mialgia, de mononucleose, dengue
- Crepitação à ausculta pulmonar, de pneumonia
- Sopro cardíaco, de endocardite
- Disúria, polaciúria, de infecção urinária
- Dor pélvica e leucorreia, de doença inflamatória pélvica
- Artrite, de doença do colágeno

Dados epidemiológicos como contato com portadores de doenças contagiosas, viagens, picadas de insetos, transfusão sanguínea; assim como dos antecedentes familiares e patológicos, hábitos e vícios, uso de medicamentos, também colaboram na suspeita diagnóstica.

Atenção: A cada 1°C de elevação da temperatura corporal aumenta a FC em 10 a 20 bpm. Assim, a relação entre a frequência cardíaca e a temperatura de um paciente pode revelar pistas de um possível diagnóstico. A presença de taquicardia de maneira desproporcional à temperatura decorre de doenças não infecciosas. A bradicardia relativa (dissociação pulso-temperatura) na presença de febre, sugere febre medicamentosa, brucelose, leptospirose, febre amarela ou um distúrbio de condução elétrica cardíaca (devido a febre reumática, miocardite ou endocardite).

A taquicardia desproporcional à intensidade da febre poderá indicar a presença de miocardite, anemia, sangramentos ou choque.

A anamnese permite caracterizar as seguintes particularidades da febre:

Início	• Instalação súbita (elevação abrupta da temperatura) como ocorre na malária e na sepse. • Instalação gradual (elevação lenta da temperatura) como ocorre na tuberculose.
Intensidade	• Febre baixa: temperatura até 37,9ºC. • Febre moderada: temperatura entre 38ºC e 38,9ºC. • Febre alta: temperatura entre 39ºC e 40,5ºC. • Hiperpirexia: temperatura acima de 40,5ºC.
Duração	• Curta duração: febre até 3 semanas. • Prolongada: febre mais de 3 semanas.
Defervescência (desaparecimento da febre)	• Em crise: quando a queda da temperatura é rápida acompanhada de sudorese profusa. • Em lise: a queda da temperatura é lenta.

Modo de evolução	• É necessário solicitar que o paciente anote as variações de temperatura corporal a cada 4 a 6 h para se verificar o tipo de curva febril e identificar os seguintes tipos evolutivos de febre:
	  – febre contínua: a temperatura corporal permanece sempre elevada com variações menores de 1ºC (ex.: febre tifoide, endocardite);
	  – febre intermitente: períodos de febre alternam-se com períodos de temperaturas normais, podendo ser diária, terça ou quartã (ex.: malária);
	  – febre recorrente ou ondulante: períodos de temperatura normal que duram dias ou semanas intercalados por períodos de febre elevada (ex.: linfoma, calazar);
	  – febre remitente: febre diária com variações acima de 1ºC e sem períodos de normalização da temperatura (ex.: septicemia; abscessos viscerais);
	  – febre irregular (a mais comumente encontrada): não há um padrão definido; verifica-se a presença de febre alta intercalada com temperaturas normais em amplas flutuações (ex.: tuberculose).

Caso Clínico 1

Identificação	• M.A.R., sexo feminino, 25 anos de idade, branca, solteira, natural e procedente da cidade de São Paulo, católica, costureira. • Informante: própria paciente.
Queixa principal e duração	• Febre há 20 dias.
História pregressa da moléstia anterior	• A paciente refere que há 20 dias, sem fatores desencadeantes, iniciou febre mensurada entre 38-39ºC, de caráter intermitente, que surge em diversos horários do dia e cede com antitérmicos. Refere como fator de melhora o uso de dipirona e nega fator de piora. • Como sintomas associados refere o surgimento de fadiga progressiva, anorexia, dor em pequenas articulações (intensidade 3 em escala de 0 a 10), mancha escurecida na face e discreto edema palpebral de aparecimento pela manhã, frio, mole e indolor. • Na primeira semana de aparecimento dos sintomas passou em consulta em assistência primária de atenção à saúde, onde foi diagnosticado gripe, prescrito descongestionante nasal e antitérmico, sem melhora. • Devido à persistência do quadro febril, a paciente procurou serviço médico, sendo hospitalizada para investigação diagnóstica.
Interrogatório sintomatológico dos diversos aparelhos	• Refere perda ponderal de 7 kg no último mês (peso anterior: 57 kg e peso atual: 50 kg, correspondente a 12,3% de perda ponderal). • Pele: mancha escura em face e feridas na boca. • Gastrointestinal: refere alteração do seu hábito intestinal nos últimos 2 meses, anteriormente evacuava uma vez ao dia, fezes pastosas; atualmente vem apresentando três a quatro evacuações ao dia, alternando fezes semipastosas com líquidas, às vezes com hematoquezia. • Genitourinário: refere diminuição do volume urinário com urina de cor amarelo-escura. Os ciclos menstruais são irregulares e a última menstruação foi há 2 semanas. • Osteoarticular: refere dor em articulações dos dedos das mãos, de intensidade 5 em escala de 0 a 10, sem irradiação, sem fator desencadeante, piora com o exercício físico e melhora ao repouso. Nega edema e eritema local. • Neurológico: refere que atualmente tem um pouco de dificuldade de memorização, sem comprometimento da escolarização e apresenta-se mais irritada. • Nega demais queixas.
Antecedentes pessoais	• Nega patologias, cirurgias e transfusões sanguíneas pregressas.

Antecedente familiar	• Mãe: 45 anos de idade, do lar, faz hemodiálise há 1 ano devido problema renal, tem reumatismo, nega hábitos e vícios.
Alimentação	• Refere que se alimentava regularmente com cinco refeições ao dia, dieta composta de arroz, feijão, carne, verduras e leite.
Vacinação	• Em dia.
Condições de moradia	• Casa de alvenaria, quatro cômodos/quatro pessoas, com saneamento básico, arejada.
Exame físico	• Encontra-se BEG, consciente, contactuante, palidez +/4, eupneica, hidratada, febril, acianótica, anictérica e não prostrada, boa perfusão capilar. • Peso: 52 kg. Estatura: 158 cm. IMC: 20,88. kg/m². FC: 110. FR: 24. PA: 140 x 90 mmHg (mensurada em membro superior direito, paciente sentada). Temperatura axilar: 38ºC. • Fácies atípica. • Pele: mancha hipercrômica em região malar bilateral e dorso do nariz; petéquias em tronco e membros; apresenta edema palpebral +2/+4, frio e indolor. • Gânglios: apresenta gânglios palpáveis em cadeia cervical posterior e anterior bilateral de 1,5 cm de consistência fibroelástica, não confluentes e não aderentes, móveis, indolores e sem alterações da pele adjacente. • Exame da cabeça e pescoço: apresenta lesões vesiculosas no palato duro, algumas já exulceradas. • Abdome: plano e flácido. • Traube ocupado. • Fígado palpável a 2 cm RCD de consistência fibroelástica, borda fina e lisa. • Baço palpável A 1 cm RCE de consistência fibroelástica. • Membros e coluna: membros simétricos, sem deformidades ósseas; apresenta dor à movimentação de articulações falangianas; pulsos presentes e simétricos.
Diagnóstico sindrômico	• Síndrome febril.
Diagnóstico anatômico	• Sistêmico.
Comentários	• O quadro clínico apresentado sugere uma doença sistêmica com acometimento de múltiplos órgãos. • A paciente tem inúmeras manifestações sistêmicas: – acometimento renal: pode-se verificar no caso apresentado as manifestações renais da doença através do sintoma de urina escura, explicado pelo aumento da concentração urinária ou hematúria, hipertensão arterial e edema de face matutino;

- sistema hematopoiético: sintoma de fadiga e o sinal da palidez cutânea podem ser devidos a anemia que, quando associada à hepatoesplenomegalia, leva a pensar em doença sistêmica;
- sistema osteoarticular: artralgia;
- tegumentar: lesões de pele em face e vesículas em mucosas;
- vascular: petéquias e hematoquezia;
- sistema nervoso central: irritabilidade e déficit de memória;
- istema endocrinológico: irregularidade do ciclo menstrual.

• Nesse caso a febre é de provável causa inflamatória, sendo necessários exames laboratoriais para a confirmação diagnóstica.

Caso clínico 2

Identificação	• L.A.S., 12 meses de idade, sexo masculino, natural e procedente da cidade de São Paulo, católico. • Informante: a mãe.
Queixa principal e duração	• Febre há 3 dias.
História pregressa da moléstia anterior	• Mãe relata que há 3 dias o seu bebê vem apresentando febre de 39°C diariamente, dois picos por dia. Nega fator desencadeante e de piora. Refere como fator de melhora o uso de antitérmico. • Como sintomas associados refere rinorreia clara, tosse não produtiva e recusa alimentar. • Nesse período foi medicado com dipirona para a febre e inalação com soro fisiológico devido à tosse. • Devido à persistência dos sintomas de febre e tosse procurou o serviço médico.
Interrogatório sintomatológico dos diversos aparelhos	• Urinário: A mãe refere discreta diminuição do volume urinário com urina de coloração amarelada, sem odor característico, verificado em fralda.
Antecedentes pessoais	• Gestação e Nascimento: Mãe é primigesta. Fez oito consultas de pré-natal não referindo intercorrências. Os exames de sangue durante a gestação, assim como as sorologias, foram todos negativos. Mãe nega infecções durante a gestação, que foi bem tranquila. • Nascido de parto normal de 39 semanas sem intercorrências. Saiu do berçário com a mãe após 3 dias do parto. Não apresentou qualquer alteração como icterícia, cianose ou febre. Peso ao nascer: 3 kg. Estatura: 50 cm. • Teste de triagem neonatal normal. • Nega patologias anteriores. Nega alergias. Nega cirurgias prévias.
Desenvolvimento neuropsicomotor	• Aos 2 meses sorria, acompanhava com o olhar; aos 3 meses mantinha a cabeça firme, aos 7 meses sentava sem apoio e agora aos 12 anda com apoio.
Vacinação	• Em dia.
Alimentação	• Seio materno livre demanda. Papa de frutas duas vezes ao dia. Papa de legumes uma vez ao dia. Refere boa aceitação alimentar.
Antecedentes familiares	• Avó materna hipertensa e diabética.
Constituição familiar	• Mãe: 24 anos, saudável, nega vícios, do lar. • Pai: 27 anos, saudável, nega vícios, eletricista. • Pais não consanguíneos.

Hábitos e estilo de vida	• O bebê é cuidado somente pela mãe. Não frequenta a creche.
Condições de habitação	• Casa de alvenaria, arejada, quatro cômodos, com saneamento básico, residem pai, mãe e bebê. Nega mofo e animais domésticos.
Exame físico	• Bom estado geral, ativo, corado, hidratado, eupneico, anictérico, acianótico afebril. • FR: 30 irpm. FC: 100 bpm. Temperatura axilar: 36,5°C. • Peso 10 kg. Estatura: 75 cm. • Fontanela anterior (bregmática) plana e normotensa. • Pele: ausência de exantema. • Linfonodos das diversas cadeias ganglionares não palpáveis. • Nariz: coriza hialina. • Orofaringe: sem alterações. • Otoscopia: sem hiperemia ou abaulamento da membrana timpânica bilateralmente. • Aparelhos respiratório e cardiovascular: sem alterações. • Abdome: globoso, flácido e indolor. • Fígado: paplpável a 2 cm RCD, fibroelástico, borda fina e regular. • Neurológico: ausência de sinais meníngeos.
Diagnóstico sindrômico	• Síndrome febril.
Diagnóstico anatômico	• Vias aéreas superiores.
Comentários	• Febre é a queixa mais comum no atendimento pediátrico. Diante deste sintoma, deve-se atentar à idade da criança e aos sinais clínicos que indicam a gravidade da doença. • Recém-nascidos e lactentes até 3 meses de idade, devido à inespecificidade do quadro clínico das afecções que os acometem, necessitam de investigação criteriosa com a realização de exames subsidiários para o esclarecimento diagnóstico e intervenção terapêutica rápida devido a sua imunoimaturidade. • A recusa alimentar, sonolência acentuada, irritação quando acordado, além de mau estado geral, toxemia e choro inconsolável sugerem doença grave, devendo ser imediatamente investigada. • Por outro lado, a melhora da atividade da criança após a diminuição da febre é geralmente um sinal de doença de menor gravidade. • A concomitância de outros sintomas, como tosse e coriza e dados do exame físico, presentes nesse caso clínico, sugerem a localização do processo infeccioso como sendo de vias aéreas superiores.

Bibliografia consultada

- Behrman RE, Kliegman RM, Jenson HB. Nelson Textbook of Pediatrics. 16ª ed. Rio de Janeiro: Guanabara Koogan; 2002.
- Bickley LS, Szilagyi PG. Bates Propedêutica Médica. Rio de Janeiro: Guanabara-Koogan; 2005.
- Farhat CK, Carvalho ES, Carvalho LHFR, Succi RCM. Infectologia pediátrica. 2ª ed. São Paulo: Atheneu; 1998.
- Guyton AC, Hall JE. Fisiologia médica. 10ª ed. Rio de Janeiro: Guanabara Koogan; 2002.
- Pinto LAM. Febre no lactente. Revista de pediatria SOPERJ. 2012:13(2).
- Porto CC, Porto AL. Semiologia Médica. 7ª ed. Rio de Janeiro: Guanabara Koogan; 2014.
- Veronesi R. Tratado de Infectologia. 3ª ed. São Paulo: Atheneu; 2005.
- Tavares W, Marinho LAC. Rotinas de diagnóstico e tratamento das doenças infecciosas e parasitárias. 4ª ed. São Paulo: Atheneu; 2015.

CAPÍTULO **17**

Cianose

Jamil Ribeiro Cade

A cianose, palavra proveniente do termo *cyan*, é a coloração anormal azulada ou azul-esverdeada da pele e/ou mucosa. Representa um desafio diagnóstico e deve ser cuidadosamente avaliada através de anamnese, exame físico e exames complementares para o diagnóstico adequado.

Em termos gerais a cianose ocorre por alterações na oxigenação sanguínea arterial ou na ligação da hemoglobina.

De acordo com a sua localização, a cianose pode ser dividida em central ou periférica.

Cianose central
- a coloração azulada é observada em várias partes da superfície corpórea e/ou mucosas, e o mecanismo fisiopatológico é principalmente a desoxigenação da hemoglobina arterial abaixo de 5 g/dL ou a oxigenação arterial menor que 85%.
- São possíveis causas de cianose central:
  - Alterações pulmonares: tromboembolismo, broncopneumonias, pneumotórax, congestão alveolar. Tais condições afetam a troca gasosa normal pela membrana alvéolo-capilar, causando hipoxemia e cianose.
  - Alterações cardíacas: diminuição do débito cardíaco, *shunts* intracardíacos (principalmente direito para esquerdo). Observa-se uma menor oferta de oxigênio arterial aos tecidos ou a contaminação do sangue arterial com sangue venoso, pobre em oxiemoglobina.
  - Alterações da hemoglobina: algumas drogas se ligam à hemoglobina e impedem o transporte normal do oxigênio, como por exemplo a metemoglobinemia devida a dapsona e nitroglicerina e, a sulfaemoglobinemia devida ao sumatriptano.
  - Alterações de altitude: podem levar à cianose por diminuição na pressão atmosférica de oxigênio e consequentemente na saturação da hemoglobina ofertada aos tecidos.

Cianose periférica

- observa-se esta coloração nas extremidades superiores ou inferiores e decorre da diferença de saturação da hemoglobina entre o sangue arterial e o venoso, no aumento da extração do oxigênio pelos tecidos periféricos ou pela menor oferta sanguínea para uma extremidade. São causas possíveis desta condição vasoespasmo (exposição ao frio), estase venosa, obstrução arterial periférica, entre outras.

- A história e o exame físico são fundamentais no diagnóstico etiológico e permitem a escolha adequada dos exames complementares, quando indicados. O início da cianose no período perinatal permite o diagnóstico de cardiopatias congênitas.

- Além do período que ocorre a cianose, é importante definir se é central ou periférica.

- As doenças cardiopulmonares são as causas mais frequentes de cianose central, como por exemplo tromboembolismo, insuficiência cardíaca, choque cardiogênico, asma entre outras. Nestas situações, a cianose é acompanhada de sinais e sintomas como dispneia, taquipneia e taquicardia.

- Convém lembrar que algumas drogas como a amiodarona podem causar uma coloração azulada da pele e mucosas sem alterar a saturação de oxigênio. Tal situação é denominada pseudocianose.

Caso Clínico 1

Identificação	• MS, 52 anos, masculino, branco, natural e procedente de São Paulo, administrador, católico, casado. • Grau de confiabilidade: bom.
Queixa principal e duração	• Tosse há 5 dias.
História pregressa da moléstia atual	• Paciente relata que há 5 dias iniciou tosse produtiva com expectoração amarelada, acompanhada de dor torácica em hemitórax direito, intensidade 3/10, na altura do quinto espaço intercostal, com piora à inspiração profunda e ao tossir, melhora com analgésico (dipirona), sem irradiação. • Como sintomas associados refere dispneia de leve intensidade e de início insidioso, sensação de febre não medida e calafrios. • Há 2 dias houve piora importante dos sintomas, com sudorese, fraqueza, recusa alimentar e sonolência, com percepção de cianose em lábios e mãos, procurando assistência médica de emergência.
Interrogatório sintomatológico dos diversos aparelhos	• Geral: cansaço, fraqueza, hiporexia, calafrios e febre não medida, perda ponderal 15 kg no último mês. • Nariz: refere episódios frequentes de obstrução nasal, coriza hialina e espirros em salva. • Boca e lábios: cianose perioral. • Cardiológico: aferiu a pressão arterial e estava baixa (não soube referir os valores tensionais). • Respiratório: vide a HPMA.
Antecedentes pessoais	• Rinite desde os 10 anos, em tratamento irregular. • Asma desde 10 anos, em tratamento irregular e sem acompanhamento médico nos últimos 7 anos. • Internações por pneumonia duas vezes – aos 30 anos e aos 45 anos, ficando em unidade de terapia intensiva na última internação e necessitando de fisioterapia respiratória por 1 semana.
Antecedentes familiares	• Mãe asmática desde a infância.
Hábitos e estilo de vida	• Mora com a esposa e um filho. Alimenta-se irregularmente (três a quatro refeições por dia), dieta rica em carboidratos. Não faz exercícios físicos regularmente por cansaço e fôlego curto. Tabagismo desde os 15 anos de idade – 37 maços/ano. Etilista eventual, duas cervejas/semana. Nega viagens recentes.

Condições socioeconômicas e culturais	• Mora em casa de alvenaria com quatro cômodos/três pessoas, com boas condições de saneamento básico. Não possui animais domésticos. • Convive bem com os pais e colegas de trabalho. • Terminou a faculdade de administração aos 26 anos.
Exame físico geral	• Peso: 55 kg. Estatura: 1,77 m. IMC: 19 kg/m^2. FR: 30 irpm. FC: 120 bpm. Temp: 38,7°C. PA: 90 x 60 mmHg. • REG devido a emagrecimento importante, cianose labial e mãos, desidratado, anictérico, dispneico +3/+4, palidez +/+4. • Nível de consciência: consciente. • Pele: presença de cianose em lábios e mãos. • Fácies: hipocrática. • Aspecto longilíneo.

Exame físico pulmonar	• Inspeção estática:
	  – tórax: simétrico com abaulamentos anteroposterior (em tonel).
	  – Inspeção dinâmica:
	  – respiração com boca chanfrada (lábios entreabertos).
	• Tipo respiratório: toracoabdominal com tiragem intercostal.
	• Ritmo respiratório: dispneia.
	• Amplitude: respiração superficial.
	• Frequência respiratória: 30 irpm.
	• Tempo expiratório prolongado.
	• Expansibilidade: diminuída difusamente.

Palpação	• Estrutura da parede torácica: pele, tecido celular subcutâneo sem alterações, musculatura com hipotrofia. • Expansibilidade: diminuída em ambos os hemitórax. • Frêmito toracovocal: diminuído difusamente, mais predominante em hemitórax direito.
Percussão	• Som timpânico em campos pulmonares e sub maciço no terço médio e inferior do hemitórax direito
Ausculta 	• Murmúrio vesicular diminuído difusamente, com sibilos difusos inspiratórios e expiratórios esparsos e estertores crepitantes em terços médio e inferior do hemitórax direito. • Ressonância vocal: aumentada em terços médio e inferior do hemitórax direito. • Extremidades: aumento das falanges distais dos quirodáctilos (baqueteamento digital) de ambas as mãos (Figura 17.1).
Diagnóstico sindrômico	• Síndrome cianótica febril.

Diagnóstico topográfico	• Pulmão.
Comentários	• Trata-se de um distúrbio pulmonar crônico (DPOC) com pneumonia à direita.

• A DPOC é uma doença crônica e progressiva caracterizada por exposições inflamatórias durante anos em pacientes predispostos geneticamente. Caracteriza-se por dificuldade respiratória e dispneia, tosse crônica e produção de muco, com recorrência em crises e com piora progressiva em pacientes que não se abstêm do tabagismo e não fazem acompanhamento médico regular. Apesar de a principal causa para sua ocorrência ser o tabagismo, fatores ambientais, como exposições a agentes agressores pulmonares (poluição ambiental), podem contribuir para o agravamento respiratório.

• Acredita-se que asma e hiper-reatividade pulmonar, presentes no caso citado, contribuam para a doença, sobretudo para a bronquite crônica. Neste caso com história de carga tabágica importante (acima de 20 maços/ano), asma e internações prévias, observou-se uma piora do quadro clínico recente devido à pneumonia. O paciente apresentou-se com sinais de desidratação, hipotensão, taquipneia, taquicardia, febre e cianose, caracterizando um quadro mais grave da doença infecciosa – septicemia com foco pulmonar.

• Tanto a perda da integridade da membrana alvéolo-capilar pela DPOC agravada pela pneumonia como a hipotensão levam a uma oferta menor de oxigênio aos tecidos , com diminuição da oxiemoglobina e cianose central.

• Ao exame físico observam-se também estigmas do paciente com enfisema pulmonar – emagrecimento, respiração com boca chanfrada com a finalidade de aumentar a pressão expiratória final e aumentar a troca gasosa alveolar; aumento anteroposterior pulmonar (em tonel) e baqueteamento digital presente na DPOC ou no câncer de pulmão.

• A cianose central pode ser diferenciada da periférica por meio de um método prático e simples, que é o aporte inalatório de oxigênio ao paciente, sendo que na primeira condição poderá haver uma melhora clínica, ao contrário da segunda condição.

Caso Clínico 2

Identificação	• M.A.P., 60 anos, feminina, branca, natural de Vitória e procedente de Manaus, costureira, católica, casada, residente em São Paulo. • Grau de confiabilidade: bom.
Queixa principal e duração	• Dor na perna esquerda há 3 dias.
História pregressa da moléstia atual	• Paciente relata que há 3 dias iniciou dor na perna esquerda, abaixo do joelho, principalmente na região posterior, tipo queimação, de intensidade 8/10, piora com deambular ou fletir o pé esquerdo, sem fatores de melhora e desencadeante. • Como sintomas associados refere edema perimaleolar, cianose abaixo do joelho esquerdo até o pé esquerdo. Refere que viajou de ônibus entre Manaus e São Paulo há 1 semana. Como observou edema e cianose na porção distal do membro inferior esquerdo, sem melhora com o uso de analgésicos, procurou assistência médica.
Interrogatório sintomatológico dos diversos aparelhos	• Pele e fâneros: relata edema assimétrico do membro inferior esquerdo, cianose e dificuldade de fletir o pé esquerdo devido a dor. • Demais órgãos e aparelhos: nada digno de nota.
Antecedentes pessoais	• Nascida de parto normal. • Teve varicela e sarampo na infância. • Cirurgia de colecistectomia aos 35 anos, histerectomia aos 40 anos. • Vacinação completa na infância, não fez reforço do tétano na vida adulta. • Menarca aos 13 anos. Sexarca aos 18 anos. • Teve três filhos, sendo os dois primeiros de parto normal e o último, há 20 anos, de parto cesariano.
Antecedentes familiares	• Pai falecido por causas não naturais – acidente automobilístico com 50 anos e mãe com antecedentes de varizes, diabetes *mellitus* e infarto agudo do miocárdio. • Filhos vivos, sem doenças ou agravos à saúde. Um filho foi morar na França e trabalha como pedreiro.
Hábitos e estilo de vida	• Mora com o marido e dois filhos. Alimenta-se regularmente (quatro refeições por dia), balanceada. Caminha regularmente, porém devido à atividade laboral (costureira) não pratica atividade nos últimos 6 meses. Nega tabagismo ou etilismo. Viagem recente de ônibus Manaus para São Paulo (vide HPMA).

Condições socioeconômicas e culturais	• Mora em casa de alvenaria com cinco cômodos/quatro pessoas, com boas condições de saneamento básico. Não possui animais domésticos. • Convive bem com os familiares. • Estudou até a 5ª série.
Exame físico geral	• Peso: 55 kg. Estatura: 1,55 m. IMC: 24 kg/m². FR: 20 bpm. FC: 70 bpm. Temp: 36,7ºC. PA: 140 x 90 mmHg. • BEG, corada, hidratada, anictérica. • Nível de consciência: consciente. • Pele: presença de cianose em terço distal do MIE e edema +/4. • Fácies: sem alterações. • Exame físico cardiológico: RCR, 2T, BNF, sem sopros. • Exame físico pulmonar: sem alterações. • Exame físico abdominal: sem alterações. • Membro inferior: presença de edema depressível, perimaleolar, +/4, com cianose localizada na porção distal do membro inferior esquerdo (pé) quando pendente. Presença de varizes superficiais. À palpação nota-seempastamento da panturrilha (sinal da bandeira), com dor à palpação (sinal de Olow) e à dorsiflexão do pé esquerdo (sinal de Homans).
Diagnóstico sindrômico	• Síndrome cianótica localizada.
Diagnóstico topográfico	• Membro inferior esquerdo.
Comentários	• A trombose venosa profunda (TVP) é uma doença que acomete principalmente pacientes com fatores de risco para estase sanguínea venosa, como ocorre em pacientes acamados, cirurgias ortopédicas, imobilizações dos membros inferiores, traumas, ou relacionadas à hipercoagulabilidade sanguínea. A principal manifestação clínica é a dor, podendo variar com a posição do membro afetado (piora quando na posição contra a gravidade), piorando também com manobras em que se observa a compressão da musculatura sobre a veia acometida (palpação e dorsiflexão). A cianose, embora infrequente, piora com a posição ortostática e decorre da dificuldade da oferta sanguínea arterial adequada aos tecidos, visto que o retorno venoso é acometido. A presença de edema deve sugerir a doença, principalmente se unilateral. No caso citado a paciente apresentou quadro sugestivo de TVP devido à posição sentada prolongada, tanto pela viagem longa de ônibus, bem como pela profissão de costureira. Os exames complementares, no caso ultrassonografia com Doppler venoso, permitem a confirmação e avaliação da extensão da doença

Bibliografia consultada

- Dantzker DR, Foresman B, Gutierrez G. Oxygen supply and utilization relationships. A reevaluation. Am Rev Respir Dis. 1991 Mar;143(3):675-9.
- Lees MH, King DH. Cyanosis in the newborn. Pediatr Rev. 1987 Aug;9(2):36-42.
- Lees MH. Cyanosis of the newborn infant. Recognition and clinical evaluation. J Pediatr. 1970 Sep;77(3):484-98.
- Lundsgaard C, Van Slyke D, Abbott ME. Cyanosis. Can Med Assoc J. 1923 Aug;13(8):601-4.
- Lundsgaard C. Studies on Cyanosis: I. Primary causes of cyanosis. J Exp Med. 1919 Sep 01;30(3):259-69.
- Lundsgaard C. Studies on Cyanosis: II. Secondary causes of cyanosis. J Exp Med. 1919 Sep 01;30(3):271-93.
- Pittman RN. Oxygen transport in the microcirculation and its regulation. Microcirculation. 2013 Feb;20(2):117-37.
- Taleb M, Ashraf Z, Valavoor S, Tinkel J. Evaluation and management of acquired methemoglobinemia associated with topical benzocaine use. Am J Cardiovasc Drugs. 2013 Oct;13(5):325-30.

CAPÍTULO **18**

Palidez

Edson Vanderlei Zombini

A coloração da pele é influenciada pelo fluxo sanguíneo local, pela concentração e grau de oxigenação da hemoglobina, quantidade de melanina, espessura da pele e fatores exógenos como impregnação por ingestão de carotenos na alimentação, exposição solar, e pigmentação por tatuagens.

A palidez refere-se à diminuição ou a perda da coloração da pele e deve ser veri- ficada na inspeção geral do paciente, em toda a extensão da pele, particularmente nas regiões palmo-plantares, no pavilhão auricular e em mucosas (lábios, boca e conjun- tiva palpebral inferior), preferencialmente em local com boa iluminação, sendo que nos pacientes pardos e negros é mais bem evidenciada nas regiões palmo-plantares.

É classificada em dois tipos:

Palidez localizada ou segmentar	• Observada em área restrita a algum segmento corporal. A principal causa de palidez localizada é a isquemia. Por exemplo, a obstrução da artéria femoral direita causará uma palidez no membro inferior direito quando comparado ao membro contralateral
Palidez generalizada	• Verificada em toda a extensão corpórea. As causas possíveis são diminuição das hemácias na circulação e vasoconstrição generalizada, como ocorre nos estímulos neurogênicos ou hormonais decorrentes de emoções, dor intensa, náusea, síncope e na presença de tumor das glândulas suprarrenais (feocromocitoma), em que são liberadas grandes quantidades de catecolaminas

Realiza-se uma avaliação quantitativa da palidez em escala de cruzes (de uma a quatro cruzes), assim:

+	Significa uma leve diminuição da coloração normal da pele
++++	Indica o desaparecimento da coloração da pele

Alguns sinais e sintomas podem estar acompanhados da palidez, como: geofagia, irritabilidade, dificuldade de concentração, fadiga, astenia, palpitações, hipotensão, oligúria, tontura, redução do nível de consciência, icterícia, claudicação e parestesia.

Caso Clínico

Identificação	• A.S.M., 2 anos e 6 meses de idade, masculino, branco, natural e procedente de São Paulo, católico. • Informante: mãe.
QPD	• Empalidecimento há 3 meses.
História pregressa da moléstia atual	• A informante refere que a criança há 3 meses apresenta palidez generalizada de início gradual que vem se acentuando. Nega fator desencadeante e fator de piora. Refere discreta melhora quando se expõe ao sol. • Cita como sintoma associado astenia, irritabilidade e geofagia. • Procurou serviço médico onde foi prescrito vermífugo, sem melhora. • Há 1 dia esteve em consulta no pronto-socorro, onde foi indicada internação para investigação clínica.
Interrogatório sintomatológico dos diversos aparelhos	• Refere pouca aceitação alimentar e astenia. • Segmento cefálico: refere escleras um pouco escurecidas. • Sistema digestório: evacua a cada 2 dias fezes endurecidas, cibalosas.
Antecedentes pessoais	• Nasceu a termo (IG de 38 semanas), a mãe realizou oito consultas de pré-natal, com exames laboratoriais dentro da normalidade; gestação sem intercorrências; parto normal; chorou ao nascer (Apgar 9/10) e permaneceu 2 dias na maternidade, tendo alta junto com a sua mãe; peso ao nascer: 3 kg e estatura de 50 cm. • Nega patologias, cirurgias e transfusões sanguíneas pregressas.
Alimentação	• Foi amamentado por apenas 1 mês, pois a mãe necessitou retornar ao trabalho; aos 6 meses de idade foram introduzidas frutas e papas de legumes com carne, no entanto a criança sempre recusou outros alimentos que não o leite. Atualmente a sua alimentação é exclusivamente láctea: ingere seis mamadeiras de 200 mL de leite de vaca pasteurizado engrossado com creme de arroz. Eventualmente ingere frutas. • Recebeu suplemento de vitamina D no primeiro ano de vida.
Vacinação	• Atualizada.
DNPM	• Sustentou a cabeça aos 3 meses de idade, sentou aos 7 meses, andou aos 14 meses de idade, não tem controle esfincteriano. Fala poucas palavras e brinca muito pouco.
Constituição familiar	• Mãe: 20 anos de idade, doméstica sem vínculo empregatício, sem hábitos e vícios, saudável. • Pai: 22 anos de idade, desempregado, fumante um maço de cigarro/dia, saudável. • Irmãos: tem um irmão de 4 anos de idade, saudável.

Condições de moradia	• Casa de madeira em comunidade, um cômodo, três pessoas, sem saneamento básico, presença de tabagista.
Exame físico	• Peso: 10 kg. Estatura: 74 cm. FC: 120 bpm. FR: 25 irpm. Temperatura axilar: 36,7°C. • Afebril, eupneico, hidratado, anictérico, palidez cutânea e mucosa +3/+4 generalizada. • Segmento cefálico: escleras azuladas. • Aparelho cardiocirculatório: *ictus* não visível; palpável em posição habitual; BRNF em dois tempos com sopro sistólico audível em todos os focos +3/+6 suave. • Abdome: plano, flácido sem visceromegalia.
Diagnóstico sindrômico	• Síndrome anêmica.
Diagnóstico anatômico	• Sistema hematopoiético.
Comentários	• Dentre os fatores que contribuem para a coloração da pele, destaca-se a concentração de hemoglobina nas hemácias. Portanto, os indivíduos anêmicos apresentarão empalidecimento da sua pele e mucosas. • A hemoglobina é uma proteína constituída por grupos heme contendo ferro e a molécula de proteína denominada globina. Assim, a carência de ferro na alimentação ou a dificuldade na sua absorção pode levar a anemia denominada ferropriva. • O ferro é encontrado tanto em alimentos de origem animal como carnes, leite e ovos, como de origem vegetal, como verduras de coloração verde-escura e feijão. • No entanto, é necessário verificar a capacidade do organismo em aproveitar o ferro disponível na alimentação, ou seja, a sua biodisponibilidade. Por exemplo, tanto o leite materno quanto o leite de vaca têm a mesma quantidade de ferro, no entanto, a biodisponibilidade desse nutriente no leite materno é maior (a absorção do ferro do leite materno é duas a três vezes mais eficiente que a do leite de vaca). Portanto, a necessidade de suplementação de ferro nas crianças em aleitamento materno exclusivo faz-se somente a partir do 6º mês, ao passo que naquelas que se alimentam de leite de vaca é necessário o aporte em idade mais precoce. • A anemia ferropriva é uma das mais frequentes na infância, particularmente nos 2 primeiros anos de vida, período caracterizado pelo crescimento acelerado, em que o organismo requer maior quantidade desse nutriente. • A dieta exclusivamente láctea e de cereais leva a ingestão inadequada de ferro; além disso, tanto o cálcio e fósforo presentes na dieta láctea como os fitatos presentes nos cereais são limitantes da absorção do ferro em nível intestinal, levando consequentemente ao desenvolvimento de anemia.

- Outras causas possíveis de deficiência de ferro são: baixo peso ao nascer, hemorragia perinatal, perda oculta de sangue devida a presença de lesão gastrointestinal, verminose (principalmente ancilostomíase), alergia a proteína do leite de vaca.

- No caso apresentado, na anamnese verifica-se alimentação exclusivamente láctea acrescida de cereal oferecida à criança. Ao exame físico observa-se a palidez acentuada, o aumento da FC e FR para a idade, na tentativa de manter a oxigenação tecidual, uma vez que há uma diminuição da hemoglobina circulante. A presença do sopro cardíaco é devida a uma alteração da viscosidade sanguínea e ao aumento da dinâmica circulatória.

- A realização do inquérito alimentar minucioso na anamnese, caracterizando o tipo e a frequência da ingestão dos diferentes grupos alimentares, bem como a presença de suplementação vitamínica e de sais minerais permite a realização do diagnóstico de anemia carencial.

Bibliografia consultada

- Marcondes E, Vaz FAC, Ramos JLA, Okay Y. Pediatria Básica. 9ª ed. São Paulo: Sarvier; 2003.
- Oliveira MAA, Osório MM. Consumo de leite de vaca e anemia ferropriva na infância. Jornal de Pediatria. 2005;81(5):361-7.
- Porto CC, Porto AL. Semiologia Médica. 7ª ed. Rio de Janeiro: Guanabara Koogan; 2014.
- Jordão RE, Bernardi JLD, Barros Filho AA. Prevalência de anemia ferropriva no Brasil: uma revisão sistemática. Rev Paul Pediatr. 2009;27(1):90-8.
- Souza RS, Sinais e sintomas. Rio de Janeiro: Guanabara Koogan; 2006.

CAPÍTULO **19**

Edema

Jamil Ribeiro Cade

O acúmulo de líquido intersticial em qualquer órgão ou região do corpo é chamado de edema. Pode aparecer lentamente de forma insidiosa ou repentina e abrupta, decorre desde o acúmulo de água e eletrólitos até aqueles relacionados a estados fisiopatológicos.

No edema existe um desequilíbrio entre pressão osmótica e hidrostática nos vasos sanguíneos e linfáticos, que são permeáveis e apresentam poros permitindo a entrada e saída de água, proteínas plasmáticas e células, podendo ocorrer em qualquer parte do corpo.

Deverá ser caracterizado como:

A. Quanto à localização: edema generalizado ou anasarca, quando se estende por todo o corpo, e localizado restrito a um segmento do corpo

B. Quanto à consistência: consistência mole como em nefropatias e cardiopatias e dura como no mixedema e linfedema

C. Quanto à temperatura local: podem ser quentes como nos edemas inflamatórios/infecciosos ou frio como nos edemas cardiogênico, renal ou metabólico (mixedema);

D. Quanto à intensidade: deverá ser graduado em cruzes (+/4+; ++++/4+) ou mensurado com fita métrica como, por exemplo, a medida da circunferência abdominal na ascite

E. Quanto à velocidade de instalação: abrupto como no edema pulmonar decorrente da insuficiência cardíaca esquerda ou insidioso como o que ocorre na insuficiência cardíaca direita

F. Quanto à sensibilidade local: doloroso como na celulite e indolor como na anasarca;

G. Quanto ao horário de aparecimento: matutino (quando ocorre ao despertar), por exemplo, no edema renal, e vespertino (quando ocorre ou piora ao longo do dia), por exemplo, no edema cardiogênico e da insuficiência venosa;

H. Quanto à elasticidade da pele: elástico quando a pele retorna após a digitopressão (sinal de cacifo ou Godet) ao seu estado basal em até 5 segundos, como no edema inflamatório, e inelástico como no edema cardiogênico e nefrogênico

I. Quanto ao aspecto da pele adjacente: eritematosa no edema inflamatório, hipercromia (dermatite ocre) na insuficiência venosa crônica, pele descamativa como nos edemas em regressão

As causas podem ser:

- Fisiológicas: surgem ao permanecer longos períodos de tempo em pé ou sentado, além do aumento da temperatura ambiental
- Inflamação dos vasos ou tecidos: em traumas, queimaduras, anafilaxia e pós-cirúrgico
- Redução da pressão oncótica: na cirrose hepática, síndrome nefrótica e desnutrição proteica
- Aumento da pressão hidrostática: alterações do retorno venoso ou excesso de líquido nos vasos, como na insuficiência cardíaca, insuficiência renal, trombose venosa, varizes, gravidez
- Linfedema: nas doenças como filariose (elefantíase), câncer, obesidade mórbida e insuficiência venosa grave não tratada
- Medicamentos: antidepressivos, anti-hipertensivos (betabloqueadores, bloqueadores do canal de cálcio, metildopa, hidralazina), hormônios, anti-inflamatórios não esteroides, anticoncepcionais, catárticos, entre outros

Caso Clínico 1

Identificação	• M.A.M., masculino, 65 anos de idade, branco, casado, natural e procedente da cidade de São Paulo, católico, motorista de ônibus. • Informante: o próprio paciente. • Confiabilidade: boa.
Queixa principal e duração	• Inchaço nas pernas há 30 dias.
História pregressa da moléstia atual	• O paciente refere que há 30 dias iniciou quadro de edema dos membros inferiores, simétrico, piora no final do dia (vespertino) ou quando fica muito tempo dirigindo, o que faz diariamente devido a sua profissão atual. Como fator de melhora refere deitar com elevação dos membros inferiores. Nega fator desencadeante. • Como sintomas associados refere dispneia aos grandes esforços, que às vezes piora ao deitar sem nenhuma elevação da cabeceira, o que o obriga a acordar à noite. Além disso, refere episódios intermitentes de dor precordial em aperto, sem irradiação, de intensidade 8/+10, com duração de menos de 5 minutos, associada aos esforços, e como fator de melhora o repouso. • No início as queixas eram infrequentes, mas com o tempo evoluíram para sintomas que dificultam as tarefas habituais, inclusive dirigir por muito tempo. • Devido à persistência do quadro o paciente procurou atendimento ambulatorial.
Interrogatório sintomatológico dos diversos aparelhos	• Refere ganho ponderal de 7 kg nos últimos 2 meses (peso anterior: 80 kg e peso atual: 87 kg). • Pele: refere edema nos membros inferiores, simétrico, de característica gravitacional e vespertino (ver HPMA). • Osteoarticular: refere dor em articulações dos joelhos, de intensidade 3 em escala de 0 a 10, sem irradiação, piora com o início do exercício físico e melhora após uso de analgésicos. Nega fator desencadeante, calor ou rubor local. • Aparelho respiratório: vide HPMA. Nega tosse, nega expectoração, nega sibilos além da dispneia aos esforços, ortopneia e dispneia paroxística noturna. • Nega demais queixas.
Antecedentes pessoais	• Doenças prévias: hipertensão arterial sistêmica, com níveis chegando a 180 x 110 mmHg, usa irregularmente medicações que consegue no posto de saúde, como hidroclorotiazida e propanolol. Relata dislipidemia, porém não faz tratamento. • Refere ser hipertenso de longa data, sem acompanhamento, sem uso de medicações regulares. Ao ser questionado, refere episódio de dor precordial em aperto há 2 anos, mas devido ao trabalho não procurou assistência médica.

Antecedentes familiares	• Mãe viva, apresentou infarto agudo miocárdio aos 45 anos de idade. • Pai hipertenso ao longo da vida e faleceu por acidente vascular hemorrágico. Filho com 35 anos, saudável.
Alimentação	• Refere que se alimenta regularmente com cinco refeições ao dia, dieta rica em alimentos gordurosos, sem controle de frituras ou carboidratos.
Vacinação	• Em dia.
Hábitos e vícios	• Etilista de final de semana, três a quatro cervejas por fim de semana. Tabagista 30 maços/ano, desde 30 anos de idade.
Condições de moradia	• Casa de alvenaria, quatro cômodos/três pessoas, com saneamento básico, arejada, sem animais de estimação.
Exame físico	• Encontra-se em BEG, consciente, contactuante, taquipneico, hidratado, afebril, acianótico, anictérico e não prostrado, perfusão capilar maior que 3 segundos (normal até 2 segundos). • Peso: 87 kg. Estatura: 170 cm. IMC: 30,1 kg/m². FC: 110 bpm. FR: 24 irpm. PA: 150 x 90 mmHg (mensurada nos dois membros superiores, paciente sentado). Temperatura axilar: 36,1º C. • Fácies atípica. • Pescoço com turgência jugular ao decúbito horizontal. • Tórax atípico, taquipneico em ar ambiente. *Ictus* localizado no 5º EICE, propulsivo, duas polpas digitais, desviado para esquerda. • Coração ritmo cardíaco regular, 3T (presença de B3), bulhas normofonéticas e sem sopros cardíacos. • Pulmões MV+ bilateralmente com presença de estertores crepitantes em bases de ambos hemitórax. • Fígado palpável a 2 cm RCD de consistência fibroelástica, borda fina, lisa e indolor. Reflexo hepatojugular presente. • Baço não palpável. • Membros e coluna: apresenta sinal do cacifo em região edema perimaleolar +3/+4, frio, indolor, simétrico em ambos os membros. Presença de edema sacral +/+4.
Diagnóstico sindrômico	• Síndrome edemigênica.
Diagnóstico anatômico	• Coração.

Comentários

- Trata-se de um quadro de edema de membros inferiores bilateralmente, simétrico e de característica gravitacional, que melhora em decúbito dorsal e piora com a posição sentada. Tal quadro pode ocorrer em situações em que o retorno venoso de ambos os membros inferiores está prejudicado, como em doenças vasculares venosas dos dois membros, deficiência do retorno venoso pela veia cava inferior ou insuficiência cardíaca direita. Geralmente nas doenças que acometem a drenagem venosa, como por exemplo nas varizes dos membros inferiores, o edema é unilateral ou assimétrico entre os diferentes membros, com presença de cordões varicosos e hiperpigmentação devidos à estase sanguínea crônica – a dermatite ocre. No caso exposto, observa-se ainda a presença de dispneia aos esforços, com piora no último mês, com períodos de ortopneia e dispneia paroxística noturna.

- A presença de estertores crepitantes em bases pulmonares, taquipneia, presença de terceira bulha e *ictus* cardíaco desviado para a esquerda, é achado inequívoco de insuficiência ventricular esquerda. Por conseguinte, trata-se de insuficiência cardíaca congestiva.

- Tanto a história quanto o exame físico podem quantificar a gravidade da insuficiência cardíaca. A dispneia em repouso e a turgência jugular em 45º ou sentado podem sugerir a gravidade da falência cardíaca.

- Alguns indícios sugerem uma causa isquêmica para tal insuficiência, que seriam a presença de fatores de risco para doença arterial coronária – tabagismo, hipertensão, história familiar positiva. Além disso, o paciente relata dor precordial típica anginosa há 1 mês e não procurou assistência médica adequada. Essa realidade de pacientes com doença arterial coronária que se apresentam tardiamente como insuficiência cardíaca congestiva não é infrequente, depende de fatores sociais, econômicos e culturais. Associado a isso, a hipertensão de controle inadequado e irregular poderia contribuir para a etiologia, pois em situações crônicas pode desadaptar o ventrículo esquerdo e, *per se*, ser causa da falência cardíaca.

Caso Clínico 2

Identificação	• J.R.S., 15 anos de idade, sexo feminino, natural e procedente da cidade de São Paulo, católica, estudante. • Informante: a mãe e a paciente. • Confiabilidade: boa.
Queixa principal e duração	• Inchaço nas mãos e nos olhos há 20 dias.
História pregressa da moléstia atual	• Relatam que há 20 dias iniciou quadro de edema nas mãos e na região peripalpebral, início insidioso, progressivo, ocorrendo desde o acordar e persistindo ao longo do dia. Não conhecem fatores de piora ou melhora. Negam fator desencadeante. • Como sintomas associados referem que há 3 meses surgiram episódios de artralgia dos quirodáctilos de ambas as mãos, com calor local e dor de forte intensidade (8/10), sem irradiação e com rigidez articular devido às crises álgicas. Quando questionada, lembrou-se de que ao expor-se ao sol apresentou lesão hiperemiada em face e em seguida surgiram as dores articulares. Além disso, refere perda ponderal de 4 kg em 1 mês (5% do peso). Refere astenia, adinamia e irritabilidade. • Não procurou assistência médica até o presente momento, mas devido ao surgimento de edema periorbitário, procurou esta unidade do AME.
Interrogatório sintomatológico dos diversos aparelhos	• Pele e fâneros: refere queda de cabelos e unhas quebradiças; mancha hipercrômica em região malar bilateral (vide HPMA). • Aparelho genitourinário: refere urina espumosa, coloração escurecida, sem dor ao urinar. • Aparelho ginecológico: refere ciclos menstruais irregulares. • Osteoarticular: vide HPMA.
Antecedentes pessoais	• Menarca aos 11 anos de idade e sexarca aos 12 anos de idade.
Antecedentes familiares	• Mãe viva com antecedentes de "reumatismo no sangue". • Pai vivo e saudável. • Irmã mais velha, 22 anos de idade, tem história de abortos.
Vacinação	• Em dia.
Alimentação	• Alimenta-se cinco vezes ao dia, com frutas, legumes, verduras. Ingere carne duas vezes por semana.
Desenvolvimento neuropsicomotor	• Estudante do ensino médio com bom desempenho escolar.
Hábitos e estilo de vida	• Nega uso de drogas lícitas ou ilícitas. Pratica esporte somente no colégio.

Condições de habitação	• Casa de alvenaria, arejada, quatro cômodos, com saneamento básico, residem a paciente, pai, mãe e irmã. Nega mofo e animais domésticos.
Exame físico	• Bom estado geral, ativa, hipocorada +/+4, hidratada, eupneica, anictérica, acianótica e afebril.
	• FR: 20 irpm. FC: 100 bpm. Temperatura axilar: 36,5°C.
	• PA medida nos dois membros superiores, paciente calma e sentada 140 x 90 mmHg.
	• Peso atual: 44 kg. Estatura: 155 cm. IMC: 18,3 kg/m^2.
	• Pele: presença de *rash* malar em asas de borboleta.
	• Olhos: edema bipalpebral, bilateral, mole, frio, indolor.
	• Linfonodos das cadeias ganglionares cervicais palpáveis, 1 cm, de consistência, móvel, fibroelásticos, sem sinais flogísticos.
	• Osteoarticular: presença de edema em ambas as mãos, acometendo simetricamente os quirodáctiolos, com calor e dor à movimentação passiva e ativa.
Diagnóstico sindrômico	• Síndrome edemigênica.
Diagnóstico anatômico	• Sistêmico.
Comentários	• O presente caso ressalta a importância da história e do exame físico detalhados. Paciente jovem, do sexo feminino, história familiar de doença autoimune, edema periorbitário, artrite de pequenas articulações e lesão em face com fotossensibilidade sugerem o diagnóstico de doença do sistema imunológico, dentre elas o lúpus eritematoso sistêmico e a dermatomiosite.
	• Os dados da história que sugerem o diagnóstico de LES seriam o quadro multissistêmico acometendo pele, articulações, rins, sistema hematopoiético (anemia) e endócrino (amenorreia).
	• A presença de urina espumosa indica perda urinária de proteína decorrente do comprometimento renal (glomerulopatia), sendo um mecanismo importante na formação do edema. A presença de hipertensão arterial corrobora com este importante agravo renal.
	• O quadro de dermatomiosite também deve ser considerado, pois observam-se o acometimento da pele e das articulações, porém, nesta doença há um predomínio de fraqueza e dor muscular.
	• Apesar de os achados da história e do exame físico sugerirem fortemente esse agravo, exames complementares são fundamentais para o diagnóstico definitivo e instituição de plano terapêutico.

Bibliografia consultada

- Barros E, Gonçalves LF. Nefrologia no Consultório. Porto Alegre: Artmed; 2007.
- Bickley LS, Szilagyi PG. Bates Propedêutica Médica. Rio de Janeiro: Guanabara-Koogan; 2005.
- Braunwald E. Edema. Harrison's Principles of Internal Medicine. 15th ed. New York: McGraw-Hill; 2001.
- Braunwald E. Tratado de Doenças Cardiovasculares. 10ª ed. Rio de Janeiro: Elsevier; 2017.
- Cannon WB. The wisdom of the body. New York: Norton; 1939. p. 37-40, p. 77-97.
- Costa JAC, Vieira Neto OM, Ramos Filho R, Coelho EB, Dominguez GCS, Coimbra TM. Distúrbios do equilíbrio hidroeletrolítico e insuficiência renal aguda. Medicina (Ribeirão Preto). 1992;24:452-457.
- Diskin CJ, Stokes TJS, Dansby LM, Carter TB, Radcliff L, Thomas SG. Towards an understanding of edema. BMJ. 1999;318:1610-1613.
- Dudley FJ. Pathophysiology of ascites formation. Gastroenterol Clin North Am. 1992;21:215-235.
- Furtado MR. Mecanismos de formação de edemas. Medicina (Ribeirão Preto). 1994;27:49-55.
- Hochberg. Reumatology. 7ª ed. Rio de Janeiro: Elsevier; 2018.
- Kay A, Davis CL. Idiopathic edema. Am J Kidney Dis. 1999;34:405-23.
- Kirsztajn GM. Nefroses e nefrites. In: Ajzen H, Schor N. Guia de Nefrologia. 2ª ed. São Paulo: Manole; 2005.
- Rosa AAA, Soares JLMF, Barros E. Sintomas e Sinais na Prática Médica: Consulta Rápida. Porto Alegre: Artmed; 2006.
- Schreier RW. Body fluid volume regulation in health and disease: A unifying hypothesis. Ann Intern Med. 1990;113:155-159.
- Starling EH. Physiologic forces involved in the causation of dropsy. Lancet. 1896;1:1267-1270.

CAPÍTULO **20**

Perda Ponderal
Síndrome Consumptiva

Margarete Vilins

A síndrome consumptiva é originada pela perda involuntária de peso maior que 10% do peso basal num período de 6 a 12 meses, sendo identificada pela atrofia muscular, com depleção das reservas proteicas e adiposa, com consequente redução da massa magra corporal, devido à baixa ingestão de alimentos, metabolismo acelerado e/ou aumento da perda de energia.

Perda de peso significativa pode ser definida como perda maior que 5,0% do peso habitual no período de 1 mês.

A perda de peso tem sido responsável por muitas internações em hospitais, pois pode indicar importante sinal de uma doença grave. Em estudo retrospectivo (Hernandez et al., 2003) com 35.402 pacientes atendidos em um hospital terciário, 3,4% apresentaram perda de peso significante e dentre as causas de perda de peso isolada, ao final da investigação, foram identificadas as seguintes etiologias: câncer (45,3%), distúrbios psiquiátricos (16,9%), doenças do aparelho digestório (9,7%), endocrinopatias (7,2%), afecções reumáticas (6,8%), infecções (5,5%) e origem indeterminada (3,5%)

A incidência de perda de peso involuntária em adultos doentes varia entre 1,3 a 8,0%. Cerca de 25,0% dos pacientes que apresentam perda de peso involuntária morrem em 1 ano. Tal fato demonstra a importância do questionamento durante a anamnese de variações do peso na evolução da doença, sendo um sinal que devemos valorizar, mesmo que único.

O objetivo deste capítulo é rever a semiologia da síndrome consumptiva, identificando pontos importantes na anamnese e no exame físico que deverão ser valorizados.

A síndrome consumptiva aponta a presença de desnutrição em decorrência de alimentação inadequada, má absorção ou hipermetabolismo, sendo a base fisiopatológica da perda de peso.

A seguir são listados alguns fatores desencadeantes que levam à perda ponderal:

- Fatores que interferem no consumo de alimentos: doenças infecciosas prolongadas, alcoolismo, diarreia crônica, úlcera péptica, anorexia, vômitos e depressão
- Fatores que interferem na absorção: acloridria, icterícia obstrutiva, hipermotilidade intestinal, colite ulcerada e neoplasias intestinais
- Fatores que interferem no armazenamento ou na utilização de nutrientes: hepatites, cirrose, alcoolismo e diabete
- Aumento da excreção por perda: queimaduras, glicosúria, albuminúria
- Necessidade aumentada de nutrientes: intensa atividade física, hipertireoidismo

Fisiopatologia e classificação

A perda ponderal pode ser uma desordem multifatorial, que deve ser pesquisada da seguinte forma.

Inicialmente, deve-se verificar a presença de alteração da ingesta calórica, da absorção intestinal, da motilidade intestinal, do uso de medicamentos, abuso de drogas e produção aumentada de substâncias endógenas, como fator de necrose tumoral, a interleucina, substâncias bombesina-*like* e fatores liberadores de corticotrofina. Outros fatores, como náusea e vômito decorrentes de quimioterapia, dor oncológica, compressões tumorais do trato gastrointestinal levando à distensão abdominal, são importantes processos associados à perda de peso.

Outro fator que se deve levar em consideração é a regulação do apetite, que sofre alterações com o envelhecimento. A maioria dos homens atinge o máximo de peso corporal ao redor dos 40 anos e as mulheres, aos 50 anos. Logo após, ocorre progressiva perda de massa magra corporal, principalmente nas extremidades, e estoque de gordura central. Estudos mostram que há declínio natural da sensibilidade ao paladar e olfato com o aumento da idade, o que pode contribuir para a diminuição de peso. Distúrbios de visão e cognição no idoso, com consequente dificuldade de locomoção e acesso ao alimento, também podem contribuir para a diminuição de ingesta calórica.

Classifica-se perda de peso em dois grandes grupos:

- Perda de peso voluntária
- Perda de peso involuntária com aumento ou diminuição do apetite

Perda de peso involuntária	• Pode ser devida a perda ou aumento do apetite.
Perda involuntária com aumento do apetite	• **Hipertireoidismo:** ocorre pelo aumento de gasto energético, algumas vezes associado a má absorção pelo aumento da motilidade intestinal. • **Diabetes descompensado:** causa mais comum de perda de peso com aumento do apetite. Ocorre pela hiperglicemia e pela acentuada glicosúria, que leva a uma perda calórica importante além de depleção do volume extracelular. • **Feocromocitoma:** devido ao aumento das taxas metabólicas pela atividade adrenérgica excessiva. • **Síndrome de má absorção:** devida à não absorção de nutrientes e ao aumento da motilidade intestinal. • **Aumento de atividade física:** alteração no balanço entre perdas e ingesta.
Perda involuntária com perda do apetite	• **Neoplasias:** o gasto energético e a anorexia parecem ser mediados por citocinas como TNF-a, IL-6 e por proteína C-reativa. Outros fatores contribuem para o quadro clínico, como o próprio tratamento quimioterápico e a radioterapia, induzindo anorexia, náuseas e vômitos; disfagia, dor abdominal, empaxamento por hepatoesplenomegalia ou massas abdominais, distensão abdominal e ascite, má absorção por invasão tumoral ou ressecção cirúrgica de segmentos invasivos. • **Endocrinopatias:** a insuficiência adrenal, o hiperparatireoidismo e o hipertireoidismo causam anorexia, náuseas e perda de peso. • **Infecções crônicas:** pacientes com quadros febris persistentes têm aumento da demanda metabólica e consequente consumo de energia, assim como parasitoses maciças intestinais, endocardite infecciosa subaguda e doenças como a tuberculose, comumente negligenciadas, podem ser importantes causas de perda ponderal. Pacientes com HIV têm perda de massa corpórea pela própria ação da doença, sendo esta perda mais acentuada na vigência de infecções oportunistas. • **Doenças gastrointestinais:** doenças que diminuem a ingestão (neoplasias, doença péptica), que dificultam a deglutição (neoplasia de esôfago) ou que diminuem a absorção (doenças inflamatórias intestinais). • **Doenças crônicas:** pacientes com insuficiência cardíaca e doença obstrutiva crônica intestinal têm quadro de caquexia pelo aumento do metabolismo associado ao TNF-alfa e à atividade autonômica simpática. • **Doenças psiquiátricas:** pacientes com depressão ou mania podem simplesmente esquecer de se alimentar, isto é comum em quadros psicóticos como esquizofrenia.

- **Drogas e medicações (Tabela 20.1):** a ingesta de álcool, pela carga calórica fornecida por esta substância, diminui a ingesta alimentar. Outros fatores relacionados são as condições psíquicas e gastrointestinais geradas pelo álcool. Os opioides inibem o centro do apetite, ao passo que as anfetaminas e a cocaína são anorexígenos por inibição do centro da saciedade.

Perda de Peso Voluntária

- **Controle dietético:** pacientes que se submetem a cirurgia bariátrica tendem a ter grande perda de peso em pouco tempo.
- **Anorexia nervosa e bulimia nervosa:** na maioria dos pacientes ocorre a busca de uma imagem corporal distorcida muito abaixo do peso esperado para o indivíduo. Na bulimia ocorre ingesta excessiva e descontrolada de alimentos, seguida de atitudes compensatórias de indução de vômito.

Tabela 20.1: Medicamentos capazes de causar perda de peso por mecanismos diversos, devendo ser pesquisados na anamnese

Medicamentos que podem causar disfagia	Medicamentos que provocam anorexia	Medicamentos que alteram o paladar
Alendronato	Anfetaminas	Anti-histamínicos
Doxaciclina	Digoxina	Captopril
Anticolinérgicos	Antidepressivos	Carbamazepina
Quimioterápicos	Inibidores de recaptação de seretonina	Inibidores de enzima de conversão (IECA)
Corticoide	Metformina	Fluconazol
Anti-inflamatório	Benzodiazepínicos	Alopurinol
Teofilina	Levodopa	Propranolol
Bifosfonatos		Metformina
Levodopa		

Diagnóstico clínico de síndrome consumptiva

A anamnese para emagrecimento deve ser ampla, pesquisando-se a duração; o padrão; a intenção de perder peso; a atividade física; as alterações do apetite; o padrão da perda de peso (flutuação ou estável); o tempo da perda de peso; se a perda é voluntária ou involuntária; o hábito intestinal; a deglutição; o uso de medicamentos ou drogas como álcool, maconha e cocaína; a ingestão calórica; revisão completa dos sistemas e comorbidades clínicas e psiquiátricas.

Para a investigação de síndrome consumptiva Robbins *et al.* (1989) descrevem uma regra mneumônica que consiste em **nove "D"s** de causa de perda de peso.

- **Dentição** (alteração da cavidade oral);
- **Disfagia;**
- **Distúrbios do paladar** (disgeusia);
- **Diarreia;**
- **Depressão;**
- **Doença crônica;**
- **Demência;**
- **Disfunção** (física, cognitiva e psicossocial) ou dependência física;
- **Drogas.**

Outra regra mneumônica para facilitar o diagnóstico de síndrome consumptiva é a expressão utilizada em inglês *MEALS ON WHEELS*:

- *Medication*: medicamentos;
- *Emotional problems*: problemas emocionais, principalmente depressão;
- **Anorexia nervosa:** alcoolismo;
- *Late Life*: paranoia;
- *Swallowing*: deglutição;
- *Oral factors*: fatores orais;
- *No Money*: problemas financeiros;
- *Wandering*; comportamentos alterados;
- **H:** hiper/hipotireoidismo, hiperparatireoidismo, hipoadrenalismo;
- *Enteric problems*: problemas entéricos;
- *Eating*: problemas para se alimentar sozinho;
- *Low salt, low cholesterol*: dieta sem gordura e sal;
- *Stones, social problems*: problemas.

O exame físico do paciente com perda de peso deve ser detalhado, calculando-se o índice de massa corpórea (IMC), que seria seu peso em kg dividido por altura ao quadrado, e incluir o exame da pele (observar sinais de desnutrição, deficiência de vitaminas e oligoelementos), cavidade oral, avaliação da tireoide, propedêutica cardiovascular, pulmonar e abdominal, toque retal, palpação de linfonodos, exame neurológico.

Caso Cínico

Identificação	• J.M.A., 69 anos, masculino, pardo, casado, natural de Mariana/MG, procedente de São Paulo/SP, profissão anterior: metalúrgico, profissão atual: aposentado, católico;
Queixa principal e duração	• Dor na barriga e sangue ao evacuar há 60 dias.
História pregressa da moléstia atual	• Há 60 dias o paciente começou a sentir dor no flanco esquerdo tipo cólica, de intensidade moderada, 7 na escala de 0 a 10, com irradiação para hipocôndrio direito. Não apresentava fatores de piora, mas relata que quando assumia a posição de decúbito lateral esquerdo e uso inicial de Buscopan aliava a dor.
	• Como sintomas associados apresentava hematoquezia e enterorragia, observando que a intensidade do sangramento aumentou nos últimos dias. Além disso, percebeu um emagrecimento de 25 kg no período (27% do seu peso habitual – 90 kg) e redução do calibre das fezes com mudança do hábito intestinal, que anteriormente era diário, e atualmente intercala períodos de constipação com diarreia associada a presença de muco.
	• Há 30 dias o paciente procurou o serviço hospitalar em seu bairro, devido ao aumento da intensidade da dor abdominal e surgimento de uma dispneia progressiva que o fizeram procurar o Hospital Escola da sua região.
Interrogatório sintomatológico dos diversos aparelhos	• Sintomas gerais: relata estar sentindo-se fraco, emagrecendo muito, sendo que o cinto da sua calça teve que ajustar seis furos e sua prótese dentária não está mais se ajustando em sua boca.
	• Relata perda de apetite nos últimos 30 dias e alimenta-se em menor quantidade com uma plenitude gástrica associada, mas nega disfagia.
	• Pele e fâneros: relata pele seca e descamativa, cabelos e unhas quebradiços.
	• Tórax: relata que devido ao emagrecimento está observando uma acentuação do oco supraclavicular ("saboneteira" – sic) e maior evidência dos arcos costais. Relata ainda sentir palpitações quando realiza esforço físico, associadas à presença de tosse e dispneia.
	• Sistema digestório: vide HPMA.
	• Sistema osteoarticular: relata afilamento da musculatura de membros com cansaço ao deambular.
Antecedentes pessoais	• Doenças: relata ter tido gastrite, tratada após endoscopia digestiva; retirou um pólipo intestinal há 6 anos, quando o médico indicou colonoscopia após o falecimento do irmão.
	• Em uso crônico de Ranitidina e Buscopan quando apresenta dores.

Antecedentes familiares	• Pai hipertenso e etilista falecido aos 62 anos e mãe viva hipertensa e diabética. • Irmão falecido de câncer intestinal aos 53 anos com diagnóstico realizado quando tinha 50 anos de idade.
Hábitos e estilo de vida	• Alimentação: alimenta-se de carne vermelha e gordurosa. Antes de adoecer pesava 90 kg. • Atividades físicas: realizava atividade física ao ar livre, caminhadas, porém parou devido à dispneia. • Consumo de bebidas alcoólicas: afirma uso de bebidas alcoólicas durante 36 anos de sua vida, mas não soube mensurar a quantidade, apenas que eram destiladas. • Tabagismo: afirma tabagismo durante 50 anos, cerca de 40 cigarros por dia, tendo parado há 2 anos. • Uso de drogas ilícitas: nega a utilização de drogas ilícitas. • Viagens recentes: refere viagem recente para Belo Horizonte.
Condições socioeconômicas e culturais	• Mora em casa de alvenaria, cinco cômodos/quatro pessoas, com saneamento básico, sem animais domésticos.
Exame físico	• Estado geral: regular estado geral. • Fácies emagrecida, com proeminência dos arcos zigomáticos e perda da bola adiposa de Bichat. • Hipocorado ++/4+. • Sinais vitais: pressão arterial: 110 x 80 mmHg medida no membro superior esquerdo com o paciente sentado. • Frequência cardíaca (FC): 103 batimentos/minuto no pulso radial direito com ritmo regular. • Frequência respiratória (FR): 24 irpm, ritmo regular. • Peso: 65 kg. • Estatura: 1,64 m. • IMC de 24,2 kg/m^2. • Pele: seca; cabelos quebradiços, turgor diminuído com pele flácida. • Boca: dentes em bom estado de conservação, orofaringe sem anormalidades, discreta hiperemia gengival. • Tórax: proeminência dos arcos costais. • Ausculta cardíaca com ritmo cardíaco regular, hiperfonese de bulhas. • Abdome: globoso, com dor à palpação profunda de flanco e fossa ilíaca esquerda, sem massas e com ruídos hidroaéreos normais. • Toque retal: sem alterações.
Diagnóstico sindrômico	• Síndrome Consumptiva.

Diagnóstico anatômico	• Colorretal.
Comentários	• O emagrecimento acentuado relatado na anamnese caracteriza uma síndrome consumptiva, visto o paciente ter apresentado uma perda ponderal de 27% em 2 meses. Deve ser observado, também, que apesar da perda de peso significativa o paciente manteve um IMC dentro da normalidade.
	• As queixas relatadas pelo paciente de dor abdominal, alteração de hábito intestinal, intercalando episódios de obstipação e diarreia, hematoquezia, enterorragia, com sangue vivo e brilhante, e alteração no calibre das fezes são bastante sugestivas de doença colorretal.
	• Ainda na história clínica o paciente apresenta sintomas de astenia e anemia que podem ser verificados com as queixas de cansaço, taquicardia e dispneia aos médios e pequenos esforços, além de uma perda de sangue constante.
	• O fato de o paciente ter feito uma ressecção de pólipo intestinal no passado (alguns pólipos podem malignizar) e do antecedente familiar do irmão ter tido câncer de intestino (o câncer de cólon é uma doença de caráter familiar) corrobora com a possibilidade de uma doença intestinal maligna. Além disso, o hábito de ingerir carne vermelha, gordurosa e o tabagismo podem ser considerados fatores de risco para essa doença.
	• No exame físico observam-se sinais de perda ponderal significativa, como a perda de massa muscular de membros com rarefação de pelos e pele seca e descamativa, queda de cabelo, unhas quebradiças, proeminência do arco zigomático e gradil costal, perda da bola adiposa de Bichat e hiperemia gengival, corroborando uma falta de acomodação da prótese dentária (Figuras 20.1 e 20.2).

Referências

1. Alibhai SMH, Greenwood Cl, Payette H. An approach to the management of unitentional weight loss in elderly people. CMAJ. 2005;172:773-80.
2. Evans AT, Gupta R. Approach to the patient with weight loss. [Uptodate on line] Last literature review version 18.3 – Sept. 2010. Disponível em: <http://www.uptodate.com/online>. Acessado em: 10 nov. 2010]
3. Hernández JL, Matorras P, Riancho JA, González-Macías J. Involuntary weight loss without specific symptoms: a clinical prediction score for malignant neoplasm. QJM. 2003;96:649-55.
4. Huffman GB. Evaluation and treating unintentional weight loss in the elderly. Am Fam Physician. 2002;65:640-50.

5. Krebs CV. Síndrome Consumptiva. Roteiro de Estudo. Semiologia – GESEP. Disponível em: <http://gesepfepar.com/semiologia/first-post/sindrome_consuntivo.pdf>. Acessado em: 18 out. 2014.

6. Macedo GM. Novos Enfoques Sobre o Cuidado Nutricional na Aids. Nutrição em Pauta. ed. Jul/Ago/2001. Disponível em: <http://www.nutricaoempauta.com.br/layout_impressao.php?cod=365>. Acessado em: 18 out. 2014.

7. Massompoor SM. Unitentional Weight Loss. Shiraz E-Medical J. [serial on line] 2004;5(2). Disponível em: <http://semj.sums.ac.ir/vol5/apr2004/wtloss.pdf>. Acessado em: 5 nov. 2010

8. Moriguti JC, Moriguti EKU, Ferrioli E, Cação JC, Iucif Junior N, Marchini JC. Involuntary weight loss in elderly individuals: assessment and treatment. São Paulo Med J. 2001;119:72-7.

9. Pinheiro KMK, Massaia IFDS, Gorzoni ML, et al. Investigação de síndrome consumptiva. Arquivos Médicos. Artigo Atualizado. Arq Med Hosp Fac Cienc Med Santa Casa São Paulo. 2011;56(2):87-95.

10. Ricci NA, Kubota MT, Cordeiro RC. Concordância de observações sobre a capacidade funcional de idosos em assistência domiciliar. Rev Saúde Pública. 2005;39:655-62.

11. Robbins LJ. Evaluation of weight loss in the elderly. Geriatrics. 1989;44:31-4, 37.

12. Sociedade Brasileira de Urologia. Câncer de próstata: prevenção e rastreamento. Projeto Diretrizes – Associação Médica Brasileira e Conselho Federal de Medicina. [on line] Disponível em: <www.projetodiretrizes.org.br>. Acessado em: 18 out 2014.

13. Towsend CM Jr, Beauchamp RD, Evers BM, eds). Sabiston Tratado de Cirurgia: as Bases Biológicas da Prática Cirúrgica Moderna. 16ª ed. Rio de Janeiro: Guanabara Koogan; 2003. p. 8.

CAPÍTULO 21

Perda da Memória e Sonolência

Mário Mosca Neto

Como dito anteriormente, na Seção 3, a alteração da memória e a sonolência são queixas comuns em geriatria, podendo ser progressivas, interferindo nas atividades habituais do idoso.

Caso Clínico 1

Identificação	• J.G.S., 72 anos, masculino, branco, casado, médico aposentado, natural e procedente de São Paulo, acompanhado da esposa e duas filhas.
Queixa principal e duração	• Esquecimento há 1 ano.
História pregressa da moléstia atual	• Segundo familiares, após a aposentadoria há 2 anos o paciente passou a ficar muito mais tempo dentro do domicílio, sem muitas atividades. Sempre foi o responsável pelas finanças, pagar as contas, lidar com questões do condomínio onde morava. Há 1 ano, esposa e filhas perceberam que o paciente está mais repetitivo, conta diversas vezes a mesma história e pergunta diversas vezes as mesmas coisas. Está se confundindo com as contas da casa e deixando de realizar compromissos assumidos. Por diversas vezes se perdeu dirigindo por locais que sempre conheceu muito bem, sendo que há 10 dias assustou a todos da família após ter sido encontrado andando perdido no bairro que mora há 30 anos, sendo levado para casa por um amigo da vizinhança. Durante a anamnese o paciente nega todos os fatos e insiste em dizer que "está tudo bem".

Interrogatório sintomatológico dos diversos aparelhos	• Nega demais queixas.
Antecedentes pessoais	• Hipertensão arterial sistêmica, diabetes *mellitus* e dislipidemia. Em uso de losartana potássica 50 mg 12/12 h, metformina 850 mg duas vezes ao dia e sinvastatina 20 mg/dia.
Alimentação	• O acompanhante refere que o paciente faz três refeições ao dia, ingerindo carne, ovo, verduras e frutas com frequência.
Vacinação	• Atualizada.
Antecedente familiar	• Nada digno de nota.
Condições de moradia	• Casa de alvenaria com saneamento básico, cinco cômodos, residem duas pessoas. • Traz exames complementares solicitados por colega da família: • Tomografia computadorizada do crânio: sinais de microangiopatia, sem outras alterações significativas. • Exames laboratoriais: sem alterações significativas. • Exame físico: bom estado geral, corado, hidratado, eupneico, afebril, acianótico, anictérico, lúcido e orientado no tempo-espaço. Ausência de déficit motor. • PA: 120 x 80 mmHg deitado e em pé. FC: 70 bpm. FR: 15 ipm. IMC: 22. • MEEM: 30/30. • FV: 13. • GDS: 0/15. • Teste do relógio: 4/4.
Diagnóstico sindrômico	• Síndrome demencial.
Diagnóstico anatômico	• Sistema nervoso central.
Comentários	• Paciente apresentando declínio cognitivo insidioso e progressivo, com alteração da memória e de mais outro domínio cognitivo (disfunção executiva – planejamento, organização, sequenciamento, abstração), com nítido prejuízo para suas atividades diárias. Preenchidos os critérios para síndrome demencial, o próximo passo é descartar causas reversíveis com exames de imagens e laboratoriais, os quais, nesse caso, estavam normais. • É importante observar que o fato de os testes cognitivos de rastreio (MEEM, Fluência Verbal e Teste do relógio) serem normais não exclui, de forma nenhuma, o diagnóstico de demência, pois esses testes não são diagnósticos por si só e sim complementares de uma boa anamnese. Assim, pela história típica, muito frequentemente tendo como gatilho inicial uma mudança no ritmo de vida, nesse caso após a aposentadoria, podemos com segurança fazer a hipótese diagnóstica de provável doença de Alzheimer.

Caso Clínico 2

Identificação	• A.M.F., 70 anos, feminino, branca, católica, viúva, do lar, natural e procedente de São Paulo, sem acompanhantes.
Queixa principal e duração	• Esquecimento há 6 meses.
História pregressa da moléstia atual	• Paciente vem sozinha em consulta. Relata que desde o falecimento do marido há 3 anos, vem evoluindo com tristeza, humor deprimido, falta de vontade para realizar as tarefas da casa. Tem dois filhos, que estão sempre presentes, acompanham-na e estimulam atividades, mas a falta de energia sempre prepondera. Nesse período passou a dormir muito, acordando após as 11 h da manhã, o que nunca foi seu costume. Relata ainda excesso de apetite, tendo aumentado seu peso significativamente. No último ano relata diversas idas ao pronto-socorro, com queixas inespecíficas de falta de ar, dor no peito, tontura, cefaleia, com exames complementares sempre normais e em todas as vezes, liberada com sintomáticos. Já foi encaminhada algumas vezes para o psicólogo, mas nunca agendou. Há 6 meses relata piora de sua condição clínica, desatenção, esquecimentos, dificuldade em realizar tarefas da casa que sempre fizeram parte da sua rotina. Não lembra o que comprar no mercado, esquece de como preparar pratos de sua especialidade e deixa vencer as contas. Apesar dessas alterações permanece morando sozinha, independente para as atividades básicas de vida.
Interrogatório sintomatológico dos diversos aparelhos	• Nega queixas.
Antecedentes pessoais	• Hipertensão arterial sistêmica em uso de anlodipino 5 mg/dia.
Alimentação	• Refere realizar quatro refeições ao dia. Ingere carne, ovo, verduras, leite e frutas com frequência.
Vacinação	• Atualizada.
Condições de moradia	• Casa de alvenaria, dois cômodos/reside apenas a paciente, com saneamento básico.
Exame físico	• Bom estado geral, corada, hidratada, eupneica, afebril, acianótica, anictérica, alerta, lúcida e orientada no tempo-espaço. • PA: 130 x 80 mmHg deitada e em pé / FC: 80 bpm. FR:18 ipm. IMC: 35. • MEEM – 24/30 (dificultado pois a paciente se recusou a tentar responder alguns itens). • FV: 5. • GDS: 12/15. • Teste do relógio: 1/4.

Diagnóstico sindrômico	• Síndrome depressiva.
Diagnóstico anatômico	• Sistema nervoso central.
Comentários	• A paciente acima preenche claramente critérios para depressão, com a presença de dois critérios maiores (tristeza e anedonia) e mais outros três critérios menores (alteração do sono, do apetite e ganho de peso), presentes por mais de 2 semanas. Importante avaliar que a paciente em questão passou a apresentar sintomas psicossomáticos muito comuns em idosos, sendo descartadas causas orgânicas. A falta de acompanhamento adequado fez com que a paciente evoluísse para disfunção cognitiva, com reais prejuízos para as atividades diárias, mas que podem ser revertidos se tratados de forma correta, nesse caso, com psicoterapia e antidepressivos.

Caso Clínico 3

Identificação	• M.M.F., 80 anos, masculino, branco, advogado aposentado, casado, católico, natural e procedente de São Paulo, acompanhado da esposa.
Queixa principal e duração	• Sonolência há 2 dias.
História pregressa da moléstia atual	• Segundo a esposa, paciente há 1 semana apresenta tosse produtiva e falta de ar. Nega febre. Familiares medicaram o paciente com sintomáticos, porém há 5 dias iniciou quadro de agitação psicomotora e confusão mental, mantendo o quadro de tosse produtiva e dificuldade respiratória. Procurou serviço hospitalar, sendo liberado para o domicílio após prescrição de antibiótico via oral e diazepam 10 mg para a agitação psicomotora. Desde então paciente apresenta declínio cognitivo e há 2 dias sonolência excessiva.
Interrogatório sintomatológico dos diversos aparelhos	• Nega demais queixas.
Antecedentes pessoais	• Hipertensão arterial sistêmica, diabetes *mellitus*, dislipidemia, déficit visual e auditivo. • Medicamentos em uso: hidroclorotiazida 25 mg/dia, losartana potássica 50 mg/dia, glicazida 60 mg/dia, atorvastatina 20 mg/dia, AAS 100 mg/dia.
Alimentação	• A acompanhante refere que o paciente faz três refeições ao dia, prefere alimentar-se de leite com pão, caldos de legumes e iogurtes.
Vacinação	• Atualizada.
Exame físico	• Regular estado geral, corado, hipo-hidratado (++/4+), taquipneico em ar ambiente, afebril, acianótico, anictérico. • Exame neurológico: sonolento, desperta ao chamado, ficando agressivo, confuso, desatento e desorientado no tempo-espaço. Testes cognitivos não foram possíveis de serem realizados. • PA: 90 x 60 mmHg. FC: 110 bpm. FR: 35 ipm. TAX: 38,7ºC. IMC: 20. • AR: MV+ com ESC esparsos. • ABD: flácido, indolor, RHA+. • MMII: sem edemas.
Diagnóstico sindrômico	• Síndrome depressiva/Síndrome infecciosa.
Diagnóstico anatômico	• Sistema nervoso central/Pulmão.

Comentários

- Paciente apresenta múltiplos fatores predisponentes para evoluir para *delirium*, tais como idade acima 65 anos, sexo masculino e antecedentes de múltiplas patologias, inclusive déficits visual e auditivo. Após iniciar quadro de infecção de vias aéreas, evoluiu subitamente com alteração comportamental, que já poderia ter sido diagnosticada como *delirium* e, por se tratar de uma urgência em geriatria, abordada imediatamente em ambiente hospitalar. Ao contrário, recebeu alta hospitalar com prescrição de antibiótico via oral e benzodiazepínico, responsável provavelmente por piora do quadro cognitivo e sonolência excessiva.

SEÇÃO **5**

DETALHES DA SEMIOLOGIA DE ALGUNS APARELHOS E SISTEMAS

Aqui serão abordadas particularidades da semiologia de alguns aparelhos e sistemas, seguidas de casos clínicos ilustrativos.

CAPÍTULO **22**

Semiologa de Pele e Fâneros

Ana Paula Jafet Ourives

A pele é considerada o maior órgão do corpo humano, compõe o revestimento do organismo e apresenta as seguintes funções primordiais:

- proteger contra agentes nocivos (físicos, químicos e/ou biológicos);
- sintetizar vitamina D;
- amortecer contra traumas;
- equilibrar a temperatura corpórea, evitando a hipotermia e/ou hipertermia.

É formada por três camadas, ou seja, a epiderme ou camada externa; derme e hipoderme ou tecido celular subcutâneo.

Epiderme

É subdividida em quatro camadas:

1. Camada basal ou germinativa: é considerada a camada mais profunda da epiderme, sendo composta pelos melanócitos e queratinócitos
2. Camada espinhosa: composta por desmossomos
3. Camada granulosa
4. Camada córnea: é a camada mais externa da pele, constituída pela queratina

Derme

Constituída de tecido conjuntivo, contendo fibras de colágeno e elásticas. Esta camada abriga os vasos, nervos e anexos epidérmicos e tem como característica principal a flexibilidade e elasticidade, e também atua como barreira protetora contra agentes nocivos.

Hipoderme

Localiza-se abaixo da derme e é caracterizada por apresentar lóbulos de células adiposas com funções de amortecer contra traumas e também como reserva calórica para o organismo.

A distribuição do tecido celular subcutâneo varia em relação a idade, sexo, comorbidades e sua quantidade, sendo que isso irá influenciar nas manobras semiológicas a serem expostas mais adiante, como por exemplo o teste de elasticidade no paciente idoso.

Fâneros

Os fâneros constituem os pelos, folículos pilosos, glândulas sebáceas, glândulas sudoríparas e unhas. Eles aparecem devido a modificações da própria epiderme durante a vida embrionária.

Exame clínico da pele e fâneros

O exame adequado da pele necessita de boa iluminação e visualização do local do corpo a ser examinado. Deverão ser avaliados os seguintes itens: coloração da pele; integridade ou continuidade da pele; umidade; textura; espessura; temperatura; elasticidade; mobilidade; turgor; sensibilidade e se há presença de lesões elementares, as quais podem ser oriundas de diversos processos, tanto inflamatórios como neoplásicos, degenerativos, distúrbios metabólicos ou por defeitos na formação.

As lesões elementares constituem um grupo muito diversificado de alterações dermatológicas e incluem as manchas ou máculas (alterações da coloração da pele); elevações edematosas (as urticárias); formações sólidas (pápulas e nódulos); coleções líquidas (vesículas, bolhas); alterações da espessura (aumento – queratose – ou atrofias – estrias –, por exemplo) e as perdas e reparações teciduais (descamações, erosões, ulcerações, fissuras, crostas, escaras, cicatrizes).

Coloração da pele

Pacientes saudáveis com pele de coloração branca ou pardos claros apresentam uma cútis levemente rosada, o que significa a presença de um bom enchimento nos capilares cutâneos.

Abaixo serão citadas as principais alterações da coloração da pele:

1. **Palidez:** pode ser classificada em generalizada ou localizada. A primeira é decorrente de quadros anêmicos ou mesmo de vasoconstrição da rede capilar causada por sustos, grandes emoções, situações de medo, náuseas intensas. Já a palidez segmentar ou localizada, que acomete um determinado segmento do corpo (geralmente membros superiores ou inferiores), é causada por obstrução arterial, sendo que o membro prejudicado se torna pálido e frio quando comparado ao contralateral;

2. **Rubor cutâneo ou eritrose:** decorre de um aumento da quantidade de sangue na rede capilar causado por vasodilatação. Também pode ser generalizada, como por exemplo, a febre, eritrodermia, escarlatina ou exposição solar. O rubor localizado, por outro lado, apresenta inúmeras causas, como reações inflamatórias;

3. **Cianose ou coloração azulada da pele:** gerada devido ao aumento dos níveis de hemoglobina reduzida na circulação, acima de 5 g/mL. Pode ser localizada ou generalizada. Um método semiológico simples para se diagnosticar a cianose por deficiência de oxigênio é ofertar esse tratamento e observar se há melhora ou não da cianose;

4. **Icterícia:** significa coloração amarelada da pele. Pode ser decorrente do aumento dos níveis de bilirrubina no sangue (vide capítulo específico);

5. **Albinismo:** é secundário à ausência do pigmento de melanina na pele;

6. **Pele bronzeada:** pode ser decorrente da exposição aos raios solares, do uso de algumas medicações (ex.: polimixinas), de doenças genéticas como hemocromatose e distúrbios endócrinos como doença de Addison;

7. **Fenômeno de Raynaud:** condição na qual os dedos ficam frios e mudam de cor, iniciando com a coloração branca, seguida de cianose e, por fim, tornam-se hiperemiados. Ocorre mais em pessoas do sexo feminino e pode ser decorrente de vários fatores, muito frequente nas doenças reumatológicas.

Integridade ou continuidade da pele

As erosões, as úlceras e fissuras da pele são exemplos de perda da continuidade.

Nas erosões notam-se o desaparecimento da parte mais superficial da pele e acometimento apenas da epiderme. Já as úlceras são lesões cutâneas um pouco mais profundas, alcançando até a derme e, por fim, as fissuras atingem a epiderme e a derme e há uma perda da linearidade da pele, sem ser causada por instrumento corto-contuso.

Umidade da pele

Observa-se a umidade da pele através da inspeção e palpação, podendo estar normal, seca ou sudoreica.

Textura da pele

Avalia-se a textura da pele através da palpação com as polpas digitais, a qual pode estar normal, lisa, áspera ou enrugada.

Espessura da pele

A espessura é avaliada a partir do pinçamento da pele das camadas epiderme e derme. É possível realizar esta manobra com os dedos indicador e polegar, formando uma verdadeira pinça. As regiões a serem avaliadas neste exame são abdome, tórax e antebraço.

Temperatura da pele

A temperatura corporal pode refletir-se na pele, tornando-a mais quente ou fria. Porém, um indivíduo pode ter a temperatura do corpo normal e apresentar diferenças de temperatura na pele de determinados sítios, como por exemplo a redução de temperatura em um membro com obstrução arterial aguda.

Elasticidade da pele

Assim como a espessura da pele, a elasticidade também pode ser avaliada com a manobra de pinçamento acima descrita. Existem algumas doenças em que a pele do indivíduo se encontra com elasticidade aumentada, como na síndrome de Ehlers-Danlos. Em contrapartida, a pele dos idosos e dos pacientes desidratados e desnutridos pode apresentar elasticidade diminuída, com lentidão dos tecidos para retornar ao seu estado original após a manobra de pinçamento da pele.

Mobilidade da pele

Avalia-se a mobilidade por meio do movimento da pele sobre os planos que se encontram abaixo da mesma. O examinador coloca sua palma da mão sobre a pele e a movimenta sobre os planos profundos. Com isso é possível verificar se a pele está aderida ou não a estas camadas subjacentes.

Turgor da pele

Utiliza-se para a verificação do turgor cutâneo o movimento de pinça, no qual a redução representa o sinal da prega positivo, podendo ser considerado um indício de desidratação.

Sensibilidade da pele

Existem três tipos de sensibilidade a serem observados:

1. dolorosa: verificada por meio do contato com objetos pontiagudos (agulha, por exemplo) ou substâncias quentes, com cuidado para não lesionar

o paciente. Pode-se dessa forma detectar regiões de hiperestesia (muita sensibilidade à dor, mesmo ao suave contato da mão do examinador com a pele) ou então ausência (analgesia), ou diminuição (hipoalgesia), da sensibilidade dolorosa local.

2. tátil: utiliza-se algodão para tocar levemente na pele do indivíduo. O tecido pode ter uma perda da sensibilidade, podendo chegar até à anestesia do local.

3. térmica: é verificada por meio do contato de tubos com água quente e fria sobre a pele, de forma alternada.

Lesões elementares

Trata-se de alterações da pele causadas por processos inflamatórios, defeitos na formação, problemas circulatórios, neoplásicos, autoimunes, hormonais, degenerativos, metabólicos e infecciosos, resultando em manchas, elevações edematosas, formações sólidas, coleções líquidas, alterações da espessura, perdas e reparações teciduais.

Manchas ou máculas

Constituem áreas delimitadas na pele, com coloração diferente e que se encontram no mesmo nível.

Existem quatro tipos de manchas:

1. pigmentares: podem ser caracterizadas por ausência de coloração, tornando-se hipocrômicas (pitiríase versicolor) ou acrômicas (vitiligo) devidas à falta do pigmento melânico. Em contrapartida, existem as manchas hipercrômicas, com aumento da deposição de melanina (cloasma gravídico);

2. vasculares: decorrentes de alterações que ocorrem na microcirculação. Ao se proceder o exame de um paciente com manchas vasculares, aplica-se a manobra da digitopressão e nota-se que a mancha desaparece e reaparece após a compressão local dos dedos (ex.: telangiectasias);

3. hemorrágicas: diferentemente das manchas vasculares, as manchas hemorrágicas não desaparecem à digitopressão. São exemplos de manchas hemorrágicas as petéquias (pequenas manchas hemorrágicas, menores que 1 cm de diâmetro), as equimoses (maiores que 1 cm de diâmetro) e os hematomas (maiores que 1 cm mas em alto relevo);

4. deposição pigmentar: são provocadas tanto por pigmentos artificiais, como tintas para tatuagem, como por impregnação de caroteno presente em alimentos como cenoura, mamão.

Elevações edematosas

São caracterizadas por edema da derme e/ou hipoderme. O exemplo mais clássico são as urticárias.

Formações sólidas

1. Pápulas: elevações sólidas menores que 1 cm que podem se apresentar com cores diversas (rósea, acastanhada, cor da pele, arroxeada). São exemplos de pápulas as picadas de inseto, acne.
2. Nódulos: formações sólidas, pequenas, que se localizam na hipoderme e podem ser observadas à inspeção, porém são mais notadas à palpação. No local do nódulo a pele pode estar com sinais inflamatórios.

Coleções líquidas

1. Vesículas: são coleções menores que 1 cm de diâmetro (varicela, herpes zoster).
2. Bolhas: diferem das vesículas por serem maiores que 1 cm (queimaduras, infecções por estafilococos, por exemplo).
3. Pústulas: vesículas com presença de pus em seu interior.
4. Abscessos: coleções purulentas que ocupam a derme e/ou hipoderme, podendo com a evolução se tornar amolecidas (flutuação).

Alterações da espessura

1. Queratose é o aumento da espessura da pele devido à hipertrofia da camada córnea (camada composta por queratina), tornando-se endurecida e inelástica. Trabalhadores braçais podem ter a região palmar mais queratótica. Além disso, as calosidades também são exemplos de queratose.
2. Atrofias: caracterizadas pelo adelgaçamento da pele, tornando-a mais fina, translúcida e lisa. As estrias também são linhas de atrofia, observadas em pessoas que perderam muito peso de forma aguda ou em gestantes.

Perdas e reparações teciduais

1. Descamações são reparações teciduais decorrentes de doenças infecciosas, quadros alérgicos ou queimaduras. Podem se manifestar de duas formas:
   a. descamação laminar: caracterizada pelo desprendimento de lâminas epidérmicas secas em forma de tiras;

b. descamação furfurácea: tem aspecto de farelo, como a caspa, descamação por queimadura solar ou psoríase.

2. Erosões: lesões que acometem exclusivamente a epiderme.

3. Ulcerações: são lesões mais profundas que acometem a epiderme e a derme.

4. Fissuras: caracterizam-se pela descontinuidade da pele, gerando perda da linearidade. Acometem epiderme e derme e não são causadas por instrumento corto-contuso.

5. Crostas: formações cicatriciais ressecadas, compostas de secreção serosa, sangue ou pus que recobrem a área lesada, decorrentes de ferimentos.

6. Por pressão: causadas por pressão tecidual, principalmente em indivíduos acamados que permanecem muito tempo na mesma posição. Pode haver escara associada (presença de tecido necrótico).

7. Cicatrizes: são decorrentes de lesões cutâneas prévias e são compostas por tecido de reparação com aspecto fibroso. As cicatrizes podem tornar-se hipertróficas e até chegar ao estágio de queloide (cicatriz hiperplásica, elevada, de tecido fibrótico).

Caso clínico

Identificação	• A.L.S., 17 anos, sexo masculino, branco, estudante (ensino médio), trabalha durante o dia em construção civil como ajudante de pedreiro (nega atividades profissionais anteriores), natural e procedente de Santo Antônio de Pádua – Rio de Janeiro – Brasil, solteiro, católico.
Data de realização da anamnese	• 16/11/2016.
Queixa Principal e Duração	• Vermelhidão no corpo há 2 dias.
História Pregressa da Moléstia Atual	• Paciente refere que há 2 dias iniciou quadro de exantema maculopapular em face, tronco e membros superiores e inferiores, sem fator desencadeante, que melhora parcialmente após o uso de antialérgico por via oral. Nega fatores de piora em relação ao exantema.
	• Como fatores associados refere prurido, febre contínua 37,8°C, que melhorava após uso de dipirona, hiperemia conjuntival bilateral sem secreção ou lacrimejamento, cefaleia holocraniana pulsátil, intensidade 5/10, sem fatores de melhora ou piora. Além disso, relata mialgia generalizada e dor articular em mãos e pés de intensidade 4/10, sem irradiação, tipo peso, sem fator de melhora ou piora, sem edema, hiperemia ou aumento da temperatura local.

	• Informou que outras pessoas de sua cidade apresentaram os mesmos sintomas.
	• Como não houve melhora procurou serviço médico onde foi diagnosticado virose, sendo prescritos sintomáticos sem melhora.
	• No momento mantém as mesmas queixas com intensificação do exantema.
Interrogatório Sintomatológico dos Diversos Aparelhos	• Nega quaisquer outras queixas.
Antecedentes Pessoais	**Fisiológicos** • Gestação e nascimento: paciente refere que nasceu de parto vaginal, a termo, sem complicações, sem patologias associadas. • Desenvolvimento neuropsicomotor: refere ter sido normal. • Desenvolvimento sexual: nega alterações no desenvolvimento sexual. • Imunização: refere carteira vacinal atualizada. **Patológicos** • Paciente nega doenças prévias; nega alergias medicamentosas; nega alergia a alimentos; nega cirurgias prévias; nega ter recebido transfusões sanguíneas; nega medicamentos em uso.
Antecedentes Familiares	• Nega patologias na família.
Hábitos e Estilo de Vida	• Refere alimentação saudável, composta de verduras, legumes, frutas, arroz, feijão, distribuídas em três refeições diárias (café da manhã, almoço e jantar). • Refere praticar atividades físicas duas vezes por semana (futebol – sic). • Nega tabagismo, etilismo. Nega uso de drogas ilícitas. • Refere gostar de ler, estudar.
Condições socioeconômicas e culturais	• Refere morar em casa de alvenaria, com quatro cômodos, água encanada e rede de esgoto. Refere que seus pais e um irmão mais velho contribuem para a renda da casa (em torno de quatro salários mínimos, no total). Refere que gosta muito de ler e estudar, além de jogar futebol com os amigos.
Vida conjugal e relacionamento familiar	• Refere morar com a mãe e o pai e mais dois irmãos mais velhos. Refere bom relacionamento familiar. Nega ter relacionamento conjugal neste momento.
Exame Físico	• Estado Geral e Sinais Vitais: – pulso: 110 ppm. FR: 22 irpm. Temp. axilar: 37,8?C. PA: 120 x 80 mmHg; – palidez generalizada +/+4; desidratado +2/+4 (saliva espessa, sinal da prega presente, pele seca);

- Estado Nutricional: 55 kg/1,70 m. IMC = $55/1,70^2$ = 19,03 kg/m^2.
- Exame da pele e fâneros: presença de exantema maculopapular, cada pápula medindo cerca de 2 mm, com hiperemia ao redor, entremeado com poucos espaços de pele saudável, disseminado em face, tronco, membros superiores e membros inferiores. Presença de escoriações em tronco devidas ao prurido (sic) (Figura 22.1).
- Cabeça e Pescoço:
    - Olhos: presença de hiperemia conjuntival bilateral, sem lacrimejamento ou saída de secreção. Movimentos oculares normais.
    - Orofaringe: presença de petéquias em palato duro.
    - Gânglios: ausência de gânglios palpáveis.
    - Exame da Coluna vertebral, articulações e extremidades: articulações das mãos e dos pés com dor à movimentação em flexão e extensão de quirodáctilos e pododáctilos bilaterais. Ausência de sinais flogísticos.

Diagnóstico sindrômico
- Síndrome exantemática febril.

Diagnóstico anatômico
- Sistêmico.

Comentários
- Estamos diante de um quadro bastante sugestivo de síndrome exantemática febril em um adolescente que trabalha em construção civil, em uma cidade do estado do Rio de Janeiro. Interessante enfatizar que o caso ocorre no período da primavera, em que temperaturas mais quentes podem propiciar alguns tipos de doenças.
- Os exantemas cutâneos apresentam etiologias diversas, incluindo as doenças infecciosas causadas por vírus, bactérias, fungos, protozoários, helmintos e as doenças não infecciosas, como as urticárias e farmacodermias.
- Algumas características clínicas e epidemiológicas auxiliam na diferenciação etiológica da síndrome exantemática.
- Dentre os dados epidemiológicos relevantes, pode-se citar o surto de doenças transmitidas pelo mosquito *Aedes aegypti* (zika vírus, chikungunya e dengue) no Brasil, em 2015 e 2016, principalmente no estado do Rio de Janeiro.
- Além disso, o fato de a imunização do paciente estar atualizada afasta a possibilidade de outras doenças exantemáticas infecciosas, como por exemplo sarampo e rubéola.
- Dados do exame físico podem sugerir alguns diagnósticos etiológicos na síndrome exantemática, ressaltando a importância do exame clínico minucioso: gânglios palpáveis em região retroauricular podem sugerir rubéola; rubor de aspecto edematoso nas regiões malares da face sugere infecção por parvovírus; manchas esbranquiçadas nas faces internas das bochechas sugerem sarampo (mancha de Koplik); presença de lesões cutâneas polimórficas, intenso prurido e ausência de enantema nas farmacodermias.

Bibliografia consultada

1. Bickley LS. Bates Propedêutica médica. 11ª ed. Rio de Janeiro: Guanabara Koogan; 2015. 987 p.
2. Brasil P, Calvet GA, Siqueira AM, et al. Zika virus Outbreak in Rio de Janeiro, Brazil: Clinical Characterization, Epidemiological and Virological Aspects. PLoS Negl Trop Dis. 2016;10(4): e0004636. Epub 2016 Apr 12.
3. Breman JG. Clinical manifestations of malaria in nonpregnant adults and children. Literature review current through: Aug 2017. This topic last updated: Jun 13, 2017.
4. Castro LCG. O sistema endocrinológico vitamina D. Arq Bras Endocrinol Metab. 2011;55/8.
5. Chen L, Hafeez F, Curry CL, et al. Cutaneous Eruption in a U.S. Woman with Locally Acquired Zika Virus Infection. N Engl J Med. 2017;376(4):400.
6. Cordel N, Birembaux X, Chaumont H, et al. Main Characteristics of Zika Virus Exantema in Guadeloupe. JAMA Dermatol. 2017 Apr 1;153(4):326-328.
7. Day N. Epidemiology, microbiology, clinical manifestations, and diagnosis of leptospirosis. Literature review current through: Aug 2017. This topic last updated: Sep 07, 2017.
8. Derrington SM, Cellura AP, McDermott LE, et al. Mucocutaneous Findings and Course in an Adult With Zika Virus Infection. JAMA Dermatol. 2016;152(6):691.
9. Edwards MS. Rubella. Literature review current through: Aug 2017. This topic last updated: Feb 03, 2016.
10. Gans H, Maldonado Y. Measles: Clinical manifestations, diagnosis, treatment, and prevention. Literature review current through: Aug 2017. This topic last updated: Aug 24, 2017.
11. <https://portugues.cdc.gov/zika/symptoms/symptoms.html>. Acessado em: 18 jul. 2017).
12. <http://combateaedes.saude.gov.br/pt/noticias/872-rio-de-janeiro-registra-20-municipios-em-situacao-de-alerta-ou-risco-de-surto-de-dengue-chikungunya-e-zika>. Acessado em: 18 jul. 2017.
13. Jordan AJ. Clinical manifestations and diagnosis of parvovirus B19 infection. Literature review current through: Aug 2017. This topic last updated: Mar 14, 2017.
14. LaBeaud AD. Zika virus infection: An overview. Literature review current through: Aug 2017. This topic last updated: Aug 28, 2017.
15. Porto CC, Porto AL. Semiologia Médica. 7ª ed. Rio de Janeiro: Guanabara Koogan; 2014.
16. Sexton DJ, McClain MT. Other spotted fever group rickettsial infections. Literature review current through: Aug 2017. This topic last updated: Apr 28, 2016.

17. Stevens DL. Group A streptococcal (Streptococcus pyogenes) bacteremia in adults. Literature review current through: Aug 2017. This topic last updated: Jul 21, 2017.

18. Thomas SJ, Rothman AL, Srikiatkhachorn A, et al. Dengue virus infection: Clinical manifestations and diagnosis Literature review current through: Aug 2017. This topic last updated: May 18, 2017.

19. Waggoner JJ, Gresh L, Vargas MJ, et al. Viremia and Clinical Presentation in Nicaraguan Patients Infected with Zika Virus, Chikungunya Virus, and Dengue Virus. Clin Infect Dis. 2016 Dec 15;63(12):1584-1590.

20. Wilson ME, Lenschow DJ. Chikungunya fever. Literature review current through: Aug 2017. This topic last updated: Aug 24, 2017.

CAPÍTULO **23**

Semiologia da Cabeça e do Pescoço

Vanessa Lentini da Costa Spilleir

No exame físico da região cervical, destaca-se a avaliação de algumas estruturas, dentre as quais a tireoide e os gânglios linfáticos. Ressaltamos que todas as cadeias ganglionares além da região cervical deverão ser examinadas, sendo comum a presença de micropoliadenomegalia cervical em crianças, não significando necessariamente processo patológico.

Tireoide

A tireoide é uma glândula com formato de borboleta (apresenta dois lobos), localiza-se na parte anterior do pescoço, logo abaixo da região conhecida como pomo de Adão (cartilagem tireoidiana), tem um peso aproximado de 15 a 25 gramas no adulto e o tamanho de 4 a 5 cm. Ela influencia no peso, na fertilidade, na concentração, no humor, na regulação de ciclos menstruais, dentre outras funções endócrinas, sendo responsável pela produção dos hormônios tireoidianos T3 (tri-iodotironina) e T4 (tiroxina). Se houver um desequilíbrio por algum motivo, essa glândula pode diminuir ou aumentar a produção desses hormônios e assim levar ao hipotireoidismo ou hipertireoidismo.

Semiologia/Semiotécnica da Tireoide

É importante iniciar com a inspeção estática, na qual observamos a região do pescoço por vistas lateral e anterior, em posição neutra. Podemos solicitar que o paciente faça movimentos de extensão, flexão, rotação para a esquerda e direita, além da deglutição. Geralmente ela não é visualizada, caso isso ocorra, provavelmente deve estar aumentada.

O próximo passo é a palpação superficial, onde se deve pesquisar alterações de volume, forma, consistência (que deve ser fibroelástica), sensibilidade e se há frêmito, além de alterações de temperatura e existência de nódulos que, quando presentes, a localização, o tamanho, a consistência, mobilidade e regularidade de sua superfície deverão ser descritos, assim como ocorre com qualquer tumoração palpável durante o exame físico geral. Tudo deve ser avaliado ao exame físico.

Existem duas posições para a palpação da tireoide, anterior ou posterior.

Na palpação anterior (Figura 23.1), o examinador posiciona-se na frente do paciente com os polegares na parte anterior do pescoço, logo abaixo do pomo de Adão (cartilagem tireoidiana) e os outros dedos na região posterior do pescoço. Com os polegares promove um deslocamento lateral da glândula, a fim de pesquisar os itens mencionados anteriormente. Deve-se solicitar ao paciente que degluta para perceber a mobilidade da glândula.

Na palpação posterior (Figura 23.2), o examinador posiciona-se atrás do paciente, aloca o polegar na região cervical e realiza a palpação da glândula com os outros quatro dedos de ambas as mãos.

Percussão: não tem importância ou utilidade no exame físico da glândula tireoide.
Ausculta: deve-se pesquisar a presença de sopros.

Caso Clínico 1

Identificação	• V.L.C., 42 anos, feminino, natural e procedente de Ibiquera (interior da Bahia), trabalhadora rural, branca, católica, casada.
Queixa principal e duração	• Cansaço há 3 meses.
História pregressa da moléstia atual	• Paciente relata que há 3 meses vem apresentando cansaço, caracterizado por desânimo e indisposição, sem fatores desencadeantes, com piora no período de inverno. Esses sintomas são contínuos e não estão relacionados com o esforço físico ou decúbito. • Como sintoma associado refere edema facial percebido há 1 mês, sem eritema e calor local, queda de cabelo e aumento de peso de 7 kg nesse período sem aumento de ingesta. • Relata que foi ao dermatologista porque estava incomodada com a queda de cabelo, iniciou um tratamento capilar, sem melhora. • Atualmente mantém os sintomas descritos anteriormente com intensificação do desânimo.
Interrogatório sintomatológico dos diversos aparelhos	• Sistema cardiovascular: relata ter uma arritmia mas não sabe qual tipo. • Sistema digestório: refere constipação intestinal com piora há 1 ano.
Antecedentes pessoais	• Nega alergias, internações prévias, cirurgias, transfusões de sangue. • Medicamentos em uso: Amiodarona 200 mg/dia.
Antecedentes familiares	• Pai hipertenso, mãe hígida.
Hábitos e estilo de vida	• Nega tabagismo, uso de drogas, etilismo.
Exame físico	• BEG, consciente, fácies mixedematosa, mucosas descoradas +2/+4, palidez cutânea +2/+4. • FC: 60 bpm. FR: 18 ipm. Temp. axilar: 36,5ºC. PA: 90/60 mmHg. • Peso: 84 kg. Estatura: 1,68 m. IMC: 29,8. • Pele e fâneros: cabelo seco e quebradiço, com rarefação em região pariteo-occipital. • Tireoide: consistência fibroelástica, móvel à deglutição, sem nódulos palpáveis, sem alteração na temperatura.
Diagnóstico sindrômico	• Síndrome metabólica (hipofunção glandular).
Diagnóstico anatômico	• Glândula tireoide.

Comentários

- O que é importante ressaltar nesse caso, primeiramente, é a idade e o sexo da paciente. Sabe-se que o hipotireoidismo é mais comum no sexo feminino e a partir dos 40 anos de idade, demonstrando assim a importância dos dados de identificação do paciente.

- O hipotireoidismo é uma disfunção dos hormônios tireoidianos geralmente ocasionada por um quadro autoimune. Esse desarranjo hormonal faz com que os sintomas como queda de cabelo, cansaço e desânimo apareçam. Na história clínica fica bem claro que os sintomas corroboraram para o diagnóstico da paciente, uma vez que o sintoma-guia é comum em diversas doenças.

- Diante do sintoma cansaço é importante que se faça a diferenciação entre dispneia e fadiga. A primeira relaciona-se com a dificuldade para respirar, enquanto a fadiga relaciona-se com a alteração metabólica.

- A intolerância ao frio, a sonolência e a constipação intestinal relacionam-se com a diminuição do metabolismo.

- A fácies mixedematosa ocorre devido à infiltração de glicosaminoglicanas na pele e retenção de água. A pele torna-se pálida, pois há diminuição do fluxo sanguíneo local devido à diminuição do metabolismo.

- Deve-se destacar que na história clínica há o relato do uso de amiodarona pela paciente para controle da arritmia. A estrutura farmacológica dessa droga é semelhante à do hormônio tireoidiano, tendo na sua composição 37% de iodo inorgânico. Desse modo o excesso de iodo proveniente do medicamento faz com que a síntese de iodo orgânico seja inibida, causando um hipotireoidismo relativo, induzido por droga.

Semiologia da Cabeça e do Pescoço   201

Caso clínico 2

Identificação	• A.M., 32 anos, casada, evangélica, natural e procedente de São José dos Campos, manicure.
Queixa principal e duração	• Coração acelerado há 2 meses.
História pregressa da moléstia atual	• Paciente relata que há 2 meses notou taquicardia constante independente da atividade física ou do estado emocional. • Associado ao quadro relata perda de peso de cerca de 8 kg nesse período (15% do peso anterior), sudorese excessiva, insônia, agitação e tremores nas mãos. Relata piora com o calor e melhora quando toma banho morno. • Já esteve em vários serviços de pronto-atendimento, fez eletrocardiograma e disseram apenas que o coração estava acelerado, sendo questionada se estava passando por período de estresse. • Notou que há 20 dias parecia que os olhos estavam mais proeminentes, sempre teve os olhos grandes, mas achou que estava estranho.
Interrogatório sobre os diversos aparelhos	• Sistema digestório: relata episódios intermitentes de diarreia, três evacuações/dia, fezes de coloração marrom, sem muco ou sangue, em média quantidade. • Sistema endócrino: sudorese, taquicardia.
Antecedentes pessoais	• Relata ciclos menstruais em intervalos mais curtos e irregulares há 3 meses.
Antecedentes familiares	• Mãe portadora de esclerose múltipla, pai com diabetes.
Hábitos e estilo de vida	• Nega tabagismo, etilismo, uso de drogas.
Exame físico  	• FC: 110 bpm. FR: 23. Temp axilar: 37,4ºC. PA: 120/80 mmHg. • Peso: 45 kg. Estatura: 1,65 m (pesava 53 kg). IMC: 16,5. • BEG, consciente, pele sudoreica, corada, hidratada, acianótica, anictérica, sem linfadenomegalias palpáveis, boa perfusão periférica menor 3 segundos, extremidade quente. • Exame oftalmológico. • Inspeção: exolftalmia bilateral (Figura 23.3). • Cabeça e Pescoço • Tireoide: consistência fibroelástica, móvel à deglutição, com nódulo palpável, fibroelástico, móvel à deglutição, cerca de 5 cm em lobo esquerdo (Figuras 23.4 e 23.5). • Coração: Bulhas rítmicas normofonéticas sem sopros, *ictus* visível e palpável com duas polpas digitais.

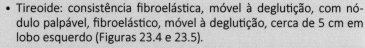

Diagnóstico sindrômico	• Síndrome metabólica (hiperfunção glandular).
Diagnóstico anatômico	• Glândula tireoide.
Comentários	• O quadro clínico acima é um típico caso de hipertireoidismo. A hiperatividade glandular leva aos sinais e sintomas como taquicardia, agitação, sudorese, extremidades quentes, perda de peso, insônia e diarreia, pois os hormônios tireoidianos em excesso ativam o metabolismo, justificando tais sintomas.
	• No exame físico chama a atenção na inspeção dos olhos a exoftalmia, que é causada por infiltração linfocítica retro-orbitária.
	• O *ictus cordis* é visível e palpável devido à ação cardioestimuladora, o que também justifica a taquicardia, a sudorese e as extremidades mais quentes.
	• Cabe ressaltar que a presença de diarreia, febre, taquicardia, insônia e agitação é sinal de gravidade da doença, sugestiva de crise tireotóxica.
	• A causa mais comum de hipertireoidismo é a doença de Graves, uma enfermidade autoimune decorrente de uma hiperestimulação da glândula tireoide.

Gânglios Linfáticos

Os gânglios linfáticos têm como principal função a produção de linfócitos, estes atuam como um filtro, evitando a disseminação de microrganismos.

Distribuem-se ao longo do corpo, próximos aos troncos vasculares.

Diante de um quadro inflamatório, infeccioso ou neoplásico há um aumento na produção de linfócitos, a fim de controlar o desarranjo sistêmico, causando a linfadenomegalia.

É uma doença relativamente comum, decorrente de causa benigna como por exemplo a linfadenomegalia viral da mononucleose ou de causa maligna, como no linfoma.

Deve-se descrever as suas características: número, tamanho, consistência, aderência a planos superficial e profundo, presença de sinais flogísticos (dor, calor, rubor e edema) e fistulização.

Gânglio único em região supraclavicular é indicativo de tumor maligno de estômago.

Gânglio fistulizado sem características inflamatórias sugere tuberculose ganglionar.

Caso Clínico

Identificação	• M.S., 29 anos, masculino, pedreiro, natural de São Paulo e procedente de Guaianazes, solteiro, católico não praticante.
Queixa principal e duração	• Bola no pescoço há 4 meses.
História pregressa da moléstia atual	• Paciente relata que há cerca de 4 meses notou aparecimento de um gânglio em região cervical anterior esquerda com crescimento gradativo, indolor, sem fatores desencadeantes de melhora ou piora. • Associado ao quadro notou emagrecimento de 15 kg nos últimos 2 meses (refere peso anterior de 70 kg), febre de predomínio vespertino, intermitente, geralmente de 38°C, que cedia com o uso de antitérmicos e sudorese noturna. • Houve aumento gradativo do gânglio nesse período, sendo que há 3 dias notou uma hiperemia local associada a saída de secreção purulenta e prurido. • Devido ao quadro de inapetência e adinamia, impossibilitando-o ao trabalho, procurou serviço médico.

Interrogatório sintomatológico dos diversos aparelhos	• Sintomas Gerais: emagreceu 8 kg. • Linfonodos: aumento de gânglio cervical anterior esquerdo. • Cavidade oral: lesões esbranquiçadas na boca.
Antecedentes pessoais	• Nega alergia a medicamentos, transfusão sanguínea. Refere cirurgia de apêndice aos 6 anos de idade no Hospital Geral de Guaianazes. Apresentou três pneumonias no último ano tratadas em UBS. Nega diabetes, hipertensão ou outras enfermidades.
Antecedentes familiares	• Mãe hipertensa e pai não conheceu.
Hábitos e estilo de vida	• Refere ser tabagista há 15 anos, um maço/dia, etilista social, já fez uso de cocaína injetável, *crack* e maconha, nega uso de preservativos em suas relações sexuais.
Exame físico	• FC: 80 bpm. FR: 20 ipm. Temp.: 38°C. PA: 100/60 mmHg. P: 55 kg. E: 1,70m. IMC: 19 kg/m^2. • Regular Estado Geral, consciente, descorado ++/4+, desidratado ++/4+, acianótico, anictérico, emagrecido. • Gânglio: presença de linfonodo palpável em cadeia cervical, zona III (Figura 23.6), com aproximadamente 2 cm de diâmetro, móvel, fibroelástico, um pouco quente, com fistulização e secreção purulenta sem odor. • Cavidade oral: lábios descorados, língua com movimentação preservada, dentes em mau estado de conservação, gengiva sem alterações, palatos duro e mole róseos com presença de lesões esbranquiçadas aderidas em mucosa que sangram à escarificação.
Exame físico do abdome	• Inspeção: plano, ausência de herniações, cicatrizes, movimentos peristálticos, circulação colateral. • Ausculta: RHA presentes. • Percussão: timpânico, hepatimetria 15 cm, traube ocupado, Giordano negativo, ausência de ascite. • Palpação superficial: ausência de tumorações, indolor à palpação. • Palpação profunda: fígado palpável a 3 cm RCD borda romba, consistência endurecida e baço palpável a 2 cm RCE endurecido.
Diagnóstico sindrômico	• Síndrome consumptivo
Diagnóstico anatômico	• Sistêmico .
Comentários	• Trata-se de um paciente com quadro de síndrome consumptiva, pois houve uma perda ponderal acima de 10% do peso corporal em período inferior a 6 meses. • O fato de apresentar um gânglio fistulizado sem calor local (abscesso frio) sugere a possibilidade de tuberculose ganglionar. • A presença de moniliase oral é indicativa de imunossupressão.

- Os dados epidemiológicos como o uso de droga injetável e o comportamento sexual de risco (sexo sem preservativo) fazem com que o paciente fique vulnerável a doenças transmissíveis por secreções biológicas, como por exemplo SIDA, hepatites B e C, tornando menos provável o diagnóstico de neoplasia.
- O vírus HIV causa destruição dos linfócitos propiciando o aparecimento de infecções oportunistas tipo moniliase e infecções crônicas, como por exemplo a tuberculose.
- A perda ponderal acentuada é justificada pelas infecções de repetição e pelo aumento da produção de caquexina, um mediador sérico produzido pelo vírus HIV com toxicidade direta sobre as células.

Bibliografia consultada

- Andrade VA, Gross JL, Maia AL. Tratamento do hipertireoidismo da Doença de Graves. Arq Bras Endocrinol Met. 2001;45(6):609-18.
- Focaccia R. Veronesi: Tratado de Infectologia. 3ª edição.
- Goldman L, Ausiello D. Cecil – Tratado de Medicina Interna. 22ª ed. Rio de Janeiro: Elsevier; 2005
- Maciel LMZ. Crise Tireotóxica. Medicina, Ribeirão Preto. 2003;36:380-3.]. Disponível em: <http://revista.fmrp.usp.br/2003/36n2e4/25crise_tireotoxica.pdf acesso em 01/08/2017>. Acessado em: 15 jul. 2018.
- Maia AL Wardll LS, Carvalho GA, et al. Nódulos de tireoide e câncer diferenciado de tireoide: Consenso Brasileiro. Arq Bras Endocrinol Metab. 2007;51(5);867-93.
- Mcclain KL. Peripheral Lymphadenopathy in children: Evaluation and diagnostic approach. Disponível em: <https://www.uptodate.com/contents/peripheral-lymphadenopathy-in--children-evaluation-and-diagnostic-approach?source=preview&search=linfadenopatia&language=en-US&anchor=H24#H24>. Acessado em: 15 jul. 2018.
- Spelman D. Tuberculous Lymphadenitis. Disponível em <https://www.uptodate.com/contents/tuberculous-lymphadenitis?source=preview&search=linfadenopatia%20tuberculosa&language=en-US&anchor=H22#H22>. Acessado em: 15 jul. 2018.
- Surks MI. Clinical manifestation of hipothyroidism. Disponível em: <https://www.uptodate.com/contents/clinical-manifestations-of-hypothyroidism?source=search_result&search=mixedema&selectedTitle=3~150>. Acessado em: 15 jul. 2018.

CAPÍTULO **24**

Semiologia do Aparelho Respiratório

Kleber Pissolatti Pellucci

As doenças respiratórias são responsáveis por grande procura de atendimentos nas unidades de saúde. A qualidade da atenção a essa demanda depende muito da elaboração de uma boa anamnese e de um exame físico minucioso, no detalhamento de sintomas referidos pelo paciente e na detecção de sinais importantes para a elaboração de diagnósticos corretos de possíveis agravos ao aparelho respiratório.

Dentre as diversas queixas relatadas por pacientes com patologias respiratórias, destaca-se a dispneia. A palavra dispneia origina-se de *dñspnoia*, palavra grega que significa respiração ruim. É um sintoma subjetivo de desconforto respiratório.

De acordo com a *American Thoracic Society*, é "um termo usado para caracterizar a experiência subjetiva de desconforto respiratório que consiste de sensações qualitativamente distintas, variáveis em sua intensidade. A experiência deriva de interações entre múltiplos fatores fisiológicos, psicológicos, sociais e ambientais, podendo induzir respostas comportamentais e fisiológicas secundárias".

A dispneia é um sintoma que atinge milhões de pessoas com doenças pulmonares, porém, pode ser a manifestação primária de isquemia miocárdica, anemia, obesidade ou falta de condicionamento físico.

É considerada aguda quando se apresenta em horas ou dias, e crônica quando superior a 4 semanas.

Pode-se caracterizar em dois grupos:

1. Dispneia relacionada ao sistema respiratório: distúrbio de controle do sistema nervoso central, do mecanismo ventilatório e de alterações nas trocas gasosas:	**a.** Sistema nervoso central: alterações nos níveis de pH, pO_2, pCO_2 estimulam os quimiorreceptores localizados nas grandes artérias que enviam sinais ao centro respiratório, controlando assim a amplitude e a frequência da respiração;
	b. Mecanismo ventilatório: relacionado aos músculos respiratórios, às costelas, à pleura e às vias aéreas. Mecanorreceptores torácicos e pulmonares sinalizam a mudança de comportamento da ventilação e a capacidade de contração da musculatura, regulando também a amplitude e a frequência respiratória;
	c. Alteração nas trocas gasosas: relaciona-se diretamente à membrana alvéolo-capilar, responsável pela difusão de oxigênio e dióxido de carbono. Alterações nesta membrana comprometem as trocas gasosas, causando hipoxemia ou hipercapnia, que regula a respiração por estimulação do sistema nervoso central.
2. Dispneia relacionada ao sistema cardiovascular: insuficiência cardíaca, anemia e falta de condicionamento físico:	**a.** Insuficiência cardíaca: alteração funcional do coração leva a uma dificuldade para o suprimento sanguíneo aos tecidos. Observa-se um aumento da pressão venosa e congestão pulmonar, levando a dispneia por alterações nas trocas gasosas e estimulação vascular. Como ocorre nas doenças valvares e miocardiopatias;
	b. Anemia: devido à deficiência no aporte de oxigênio aos tecidos observa-se um aumento do trabalho cardíaco, podendo ocorrer insuficiência cardíaca (*cor pulmonale*) e acidose metabólica;
	c. Falta de condicionamento físico: acarreta precocidade do limiar anaeróbico e acidose metabólica, gerando hiperventilação compensatória.

Caso Clínico 1

Identificação	• J.I.C.,17 anos, masculino, branco, solteiro, natural e procedência de São Paulo, católico, estudante, residente em São Paulo.
Queixa principal e duração	• Falta de ar há 2 dias.
História pregressa da moléstia atual	• Relata que há 2 dias iniciou dispneia de fraca intensidade, desencadeada por inalação de produto químico à base de tinta. Nega fatores de melhora. Refere como fatores de piora o exercício físico. • Como sintomas associados ao quadro refere a presença de sibilos e tosse seca. • Procurou serviço médico de assistência primária onde foram prescritos inalações e xarope que não sabe referir o nome e a dosagem, sem melhora. • Devido à piora progressiva da dispneia procurou atendimento hospitalar, onde relatou episódios semelhantes no passado.
Interrogatório sintomatológico dos diversos aparelhos	• Nariz: refere episódios frequentes de obstrução nasal, coriza hialina e espirros em salva. • Respiratório: vide a HPMA. • Demais aparelhos: nada digno de nota.
Antecedentes pessoais	• Nascido de parto normal. • Teve varicela aos 3 anos e caxumba aos 5 anos de idade. • Rinite desde 9 anos, em tratamento irregular com budesonida nasal 50 mcg duas vezes ao dia. • Asma desde 10 anos, em tratamento com budesonida e formoterol inalatório 200/6 mcg duas vezes ao dia • Internação por 3 dias no Hospital Santa Marcelina aos 14 anos de idade por crise asmática. Tratado com inalação com fenoterol e ipratrópio e injeção de hidrocortisona. • Vacinação completa.
Antecedentes familiares	• Mãe asmática desde a infância.
Hábitos e estilo de vida	• Mora com os pais. Alimenta-se bem (quatro refeições por dia), dieta diversificada. Faz exercícios físicos (futebol) três vezes por semana. Nega tabagismo e etilismo. Nega viagens recentes.
Condições socioeconômicas e culturais	• Mora em casa de alvenaria com cinco cômodos/seis pessoas, com umidade e mofo, piso acarpetado, com boas condições de saneamento básico. Refere a presença de animais domésticos (dois gatos). • Convive bem com os pais. • Cursa o 3º ano do ensino médio.

Exame físico geral	• Peso: 78 kg. Estatura: 1,77 m. IMC: 24,9. FR: 40 bpm. FC: 124 bpm. Temp.: 36,7ºC. PA: 150 x 90 mmHg. • REG, cianose labial, hidratado, anictérico, dispneico +2/+4, palidez +/+4. • Nível de consciência: consciente. • Pele: presença de palidez cutânea e sudorese fria. • Fácies: atípica.
Exame físico pulmonar	• Inspeção estática • tórax: simétrico sem abaulamentos ou depressões. • Inspeção dinâmica • tipo respiratório: toracoabdominal; • ritmo respiratório: dispneia; • amplitude: respiração superficial; • frequência respiratória: 40 irpm; • presença de tiragem intercostal e na fúrcula esternal; • expansibilidade: diminuída difusamente. • Palpação: estrutura da parede torácica: pele, tecido celular subcutâneo, musculatura sem anormalidades. • Expansibilidade: diminuída em ápices e bases. • Frêmito toracovocal: simétrico. • Percussão:percutidas simetricamente as faces anteriores, laterais e posteriores: som claro pulmonar. • Ausculta: murmúrio vesicular presente com sibilos difusos inspiratórios e expiratórios. • Ressonância vocal: normal.
Diagnóstico sindrômico	• Síndrome dispneica.
Diagnóstico topográfico	• Tórax (pulmão).
Comentários	• Trata-se de um distúrbio pulmonar (asma brônquica) com quadro de dispneia aguda desencadeada por odor de tinta. • A asma é uma doença crônica inflamatória heterogênea caracterizada por hiper-reatividade brônquica. Há tendência da via aérea se fechar em resposta a uma variedade de estímulos, levando a sibilos, falta de ar, aperto no peito e tosse, que variam de intensidade em associação limitação variável do fluxo aéreo expiratório. • É comumente desencadeada por fatores alergênicos, tais como: ácaros, mofo, animais peludos, baratas, pólen e agentes sensibilizantes. • História familiar ou pessoal de alergia favorece o diagnóstico de asma em um paciente com sintomas respiratórios sugestivos.

- A presença de sibilos em tonalidade alta é característica da asma, mas não é específica. São ouvidos mais comumente na expiração, mas podem ocorrer na inspiração. Variam de tonalidade e iniciam e terminam em diferentes pontos do ciclo respiratório.
- No exame físico, taquipneia, taquicardia e uso de musculatura acessória (tiragem) durante a inspiração são geralmente encontrados durante quadros severos de asma, porém a falta não exclui a severidade.
- A cianose apresentada nesse caso clínico é de causa central, pois é devida à dificuldade de aeração alveolar e reverte com a oxigenoterapia.

Caso Clínico 2

Identificação	• M.F.C., 64 anos, masculino, branco, casado, natural e procedente de São Paulo, católico, aposentado.
Queixa principal e duração	• Falta de ar há 3 dias.
História pregressa da moléstia atual	• Relata que há 3 dias iniciou quadro de dispneia de moderada intensidade, sem fator desencadeante, que piorava com o esforço físico e melhorava ao repouso. • Associado ao quadro apresentava sibilos que pioravam aos esforços, tosse com secreção amarelada e febre medida de 38°C. • Relata piora progressiva da dispneia e dos sibilos. • No momento refere ainda dispneia e episódios febris.
Interrogatório sintomatológico dos diversos aparelhos	• Olhos: diminuição da acuidade visual. • Sistema respiratório: dispneia e sibilos esporádicos, principalmente aos esforços físicos. • Demais aparelhos: nada digno de nota.
Antecedentes pessoais e familiares	• Nascido de parto normal. • Relata internação há 5 anos para cirurgia de hérnia inguinal à direita. • Relata vacinação anual para gripe. • Mãe falecida de infarto agudo do miocárdio aos 80 anos de idade e pai falecido de acidente vascular cerebral aos 84 anos de idade.
Hábitos e estilo de vida	• Mora com a esposa. Não se alimenta bem. Ingere alimentos gordurosos e não come verduras. Não faz exercícios físicos. Tabagismo 80 maços/ano e etilismo de final de semana (duas latas de cerveja). Nega viagens recentes.
Condições socioeconômicas e culturais	• Mora em casa de alvenaria com quatro cômodos/cinco pessoas, bem arejada com boas condições de saneamento básico. Relata ter pássaros e uma tartaruga. • Convive bem com a esposa. • Estudou até a 8ª série do ensino fundamental.
Exame físico geral	• Peso: 82 kg. Estatura: 1,66 m. IMC: 29,8. FR: 28 irpm. FC: 100 bpm. Temp.: 38,5°C. PA: 160 x 90 mmHg medida em braço esquerdo na posição deitada. • Regular estado geral. • Ritmo respiratório regular. • Nível de consciência: consciente. • Presença de cianose discreta de extremidades. • Hidratado. • Fácies: pletórica.

Exame físico pulmonar	• Inspeção estática:
	  – forma do tórax: forma de barril.
	• Inspeção dinâmica:
	  – tipo respiratório: abdominal;
	  – ritmo respiratório: dispneia;
	  – amplitude: respiração superficial;
	  – expansibilidade: diminuída difusamente.
	• Palpação:
	  – estrutura da parede torácica: musculatura hipotrófica;
	  – expansibilidade: diminuída em ápices e bases;
	  – frêmito toracovocal: simétrico.
	• Percussão:
	  – Percutidas simetricamente as faces anteriores, laterais e posteriores: som claro pulmonar.
	• Ausculta:
	  – Murmúrio vesicular presente diminuído difusamente com roncos em ambas bases e estertores crepitantes em base direita.
	• Ressonância vocal: normal, exceto em base direita que está aumentada.

Diagnóstico sindrômico	• Síndrome dispneica ou síndrome infecciosa
Diagnóstico anatômico	• Tórax (pulmão direito).
Comentários	Trata-se de um paciente com quadro de doença pulmonar obstrutiva crônica (DPOC) exacerbado por um quadro infeccioso (pneumonia). A doença pulmonar obstrutiva crônica é uma doença prevenível e tratável caracterizados por sintomas respiratórios e limitação do fluxo aéreo associada à inflamação crônica em resposta a partículas e gases nocivos. A exacerbação do quadro de DPOC é definido por aumento na produção de secreção ou mudança nas suas características, aumento de tosse e da dispneia. A história clínica revela que o paciente apresentava quadros de dispneia aos esforços, era tabagista importante e apresentou descompensação do quadro com aumento do desconforto respiratório e secreção amarelada associada a febre. Ao exame físico apresentava cianose de extremidades, o tórax em forma de barril, expansibilidade diminuída difusamente, e na ausculta o paciente apresentava murmúrio vesicular presente e diminuído difusamente com roncos e estertores crepitantes na base direita com ressonância vocal aumentada.

A cianose de extremidades está associada à alteração na troca gasosa pelo quadro de exacerbação da DPOC.

O tórax em barril está relacionado com o aumento no diâmetro anteroposterior que, praticamente, iguala-se ao transversal. A causa mais comum é a Doença Pulmonar Obstrutiva Crônica; no entanto, pode surgir em pessoas idosas sem doença pulmonar.

A presença de roncos e estertores crepitantes em base direita denota um quadro de aumento da secreção com infecção pulmonar. A ressonância vocal aumentada sugere uma condensação, a qual transmite com maior nitidez o som falado.

Bibliografia consultada

- Martinez JAB, Padua AI, Terra Filho J. Dyspnea. Medicina (Ribeirão Preto). jul./dec. 2004;37:199-207.
- Porto CC, Porto AL. Exame Clínico. 8ª ed. Rio de Janeiro: Guanabara Koogan; 2017. VitalBook file.
- Swartz MH. Tratado de Semiologia Médica. 5ª ed. Rio de Janeiro: Elsevier; 2006.
- Parshall MB, Schwartzstein RM, Adams L, et al. An Official American Thoracic Society Statement: Update on the Mechanisms, Assessment, and Management of Dyspnea. American Journal of Respiratory and Critical Care Medicine. 2012;185(4):435-452.

CAPÍTULO 25

Semiologia do Aparelho cardiovascular

Cristina Martins dos Reis Cardoso

A anamnese e o exame clínico representam os elementos fundamentais para o diagnóstico das enfermidades do coração.

Estamos em uma era de predomínio marcante de uma moderna e variada tecnologia diagnóstica, que certamente oferece recursos para o aprimoramento e maior acurácia do diagnóstico de doenças cardiovasculares, e o grande desafio consiste em manter acesa a chama que alimenta o desenvolvimento e o treinamento das habilidades clínicas fundamentais, pois a cada dia fica mais evidente que a indicação e a interpretação de qualquer exame complementar só trazem benefícios para o paciente se o médico dispuser de dados clínicos consistentes. Ao mesmo tempo, uma anamnese e um exame clínico bem conduzidos resgatam a prática médica mais pessoal e humana.

Nosso objetivo neste capítulo será discutir de forma didática e prática a anamnese e o exame clínico cardiológico através de um caso clínico.

Caso Clínico

Identificação	• J.D.S., sexo masculino, 34 anos de idade, cor parda, solteiro, natural e procedente do interior de MG e residente em São Paulo há 10 anos, foi agricultor em Minas Gerais e atualmente é auxiliar de pedreiro. Testemunha de Jeová.
Queixa principal e duração	• Falta de ar há 4 meses.
História pregressa da moléstia atual	• Paciente refere que há 4 meses tem apresentado dispneia, que inicialmente ocorria aos grandes esforços, como jogar futebol com amigos, progredindo para médios esforços. Há 20 dias sente dispneia para tomar banho, falar e comer, acordando à noite com crises de dispneia e sensação de sufocamento, além de chiado no peito que o obriga a sentar na cama e abrir as janelas, melhorando gradativamente após permanecer sentado e em repouso. • Concomitante à queixa de dispneia, relata edema de membros inferiores, de caráter progressivo, que se iniciou apenas nos pés e que nos últimos 15 dias atinge até a raiz de coxas. Nega dor ou hiperemia da pele. • Nega tosse, expectoração ou febre. • Procurou atendimento médico por duas vezes neste período e recebeu o diagnóstico de pneumonia em ambas, com uso de amoxicilina por 10 dias, sem melhora clínica. Último tratamento terminado há 3 dias. • Atualmente refere dispneia mesmo em repouso, precisando dormir sentado.
Interrogatório sintomatológico dos diversos aparelhos	• Nega dados relevantes.
Antecedentes pessoais	• Cirurgia de apendicite na infância.
Antecedentes familiares	• Pais hipertensos, irmã com 37 anos saudável.
Hábitos e estilo de vida	• Tabagista – um maço há 14 anos. • Nega etilismo. • Ativo: jogava futebol duas vezes por semana e fazia musculação duas vezes por semana. • Nega uso habitual de medicações.
Condições de moradia	• Reside em casa de alvenaria, com água e esgoto encanados, porém quando era agricultor, no interior de MG, tinha muito contato com casas de pau a pique.

Exame físico   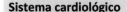	• Paciente em regular estado geral, fácies atípica, consciente e orientado em tempo e espaço, hidratado, descorado 1+/4, taquipneico em ar ambiente, desenvolvimento físico apropriado, linfonodos não palpáveis em cadeias cervical anterior e posterior, submandibular, submentoniano, supraclavicular, axilar e inguinal. • PA: 90 x 50 mmHg (aferida com paciente deitado, nos membros superiores direito e esquerdo). • FC 104 bpm (ritmo regular), FR 28 irpm (ritmo regular). Temp. ax.: 36,5ºC. • Estatura: 1,74 m. Peso: 75 kg. IMC 24,77 kg/m². • Tempo de enchimento capilar > 3 s. • Estase jugular presente e refluxo hepatojugular presente (Figura 25.1). • Aparelho respiratório: • Inspeção estática sem alterações. • Inspeção dinâmica: paciente taquipneico com respiração rítmica tipo toracoabdominal. • Palpação: presença de som maciço em bases pulmonares e som claro pulmonar nas demais regiões. • Ausculta: murmúrio vesicular presente, porém diminuído em bases simetricamente e com estertores crepitantes até terço médio bilateralmente. • Abdome: globoso, flácido, ruídos hidroaéreos presentes, fígado a 7 cm do rebordo costal direito na linha hemiclavicular direita, doloroso à palpação, sem dor à descompressão brusca. Pulsação epigástrica visível. • Extremidades: edema mole 4+/4 em ambos os membros inferiores, até raiz de coxas, cacifo + (Figura 25.2), perfusão lentificada, pulsos +, porém, finos.
Sistema cardiológico	• Inspeção: ausência de abaulamentos, retrações ou pulsações anormais, *ictus* visível em 7º espaço intercostal na linha axilar anterior. • Palpação: três polpas digitais (difuso), mobilidade preservada e intensidade normal, frêmito ausente. • Ausculta: ritmo cardíaco regular a três tempos (galope), com B3; B1 hipofonética, B2 normofonética, presença de sopro sistólico em área mitral 2+/4, regurgitativo, irradiado para região axilar.
Diagnóstico síndrômico	• Insuficiência cardíaca congestiva.
Diagnóstico anatômico	• Coração.

Comentários

- Com o caso clínico já descrito, inicialmente vamos fazer algumas considerações sobre a anamnese.

- Na identificação caracterizamos um adulto jovem, do sexo masculino, que nasceu no interior de Minas Gerais e ali viveu toda sua infância e adolescência e só há 10 anos reside em São Paulo. Lembramos que o estado de Minas Gerais se caracteriza como uma zona endêmica para a doença de Chagas e, além disso, nosso paciente exerceu função de agricultor e, nessa ocasião, tinha muito contato com casas de pau a pique, reforçando a epidemiologia positiva para doença de Chagas.

- Ao analisarmos a queixa principal "falta de ar", iniciamos um raciocínio investigativo para alcançarmos nosso diagnóstico sindrômico e serão os dados da história da doença atual que nos fornecerão as "pistas" principais dessa investigação, conhecida como raciocínio clínico.

- A dispneia, que na linguagem leiga é designada por cansaço, canseira, falta de ar, fôlego curto ou fadiga, é um dos principais sintomas em portadores de cardiopatias e significa sensação consciente e desagradável do ato de respirar e semiologicamente pode ser subjetiva, quando é sentida pelo paciente, ou objetiva, quando é observada pelo médico durante o exame clínico, através da aceleração dos movimentos respiratórios (taquipneia) e pela participação ativa da musculatura acessória da respiração.

- A dispneia com lesão cardíaca indica congestão pulmonar. O tipo mais comum na insuficiência cardíaca é a dispneia de esforço, ou seja, a que aparece quando o paciente executa esforço físico. Dependendo do exercício, ela é classificada em dispneia aos grandes, médios e pequenos esforços. Essa análise depende das atividades habitualmente exercidas pelo paciente e deve ser valorizada quando ele passa a ter dificuldade respiratória em uma atividade que antes realizava sem esforço. Na nossa história, isso ficou bem caracterizado: "...apresentando falta de ar, que inicialmente ocorria aos grandes esforços, como jogar futebol com amigos, progredindo para médios esforços, e há 20 dias sente cansaço para tomar banho, falar ou comer."

- A evolução da dispneia na insuficiência cardíaca caracteriza-se por rápida progressão, passando de grandes para pequenos esforços em curto período de tempo, diferente do que ocorre na dispneia de causa pulmonar ou nas anemias, em que ela se agrava lentamente ou é estacionária.

- A dispneia de decúbito surge quando o paciente se põe na posição deitada e para melhorá-la eleva a cabeça e o tórax, usando dois ou mais travesseiros para dormir, e quando se torna muito intensa o paciente é forçado a sentar na beira do leito com as pernas para fora da cama (ortopneia), quase sempre fletindo a cabeça para a frente e segurando as bordas do colchão para ajudar o trabalho da musculatura acessória da respiração. A causa da dispneia de decúbito é o aumento da congestão pulmonar nesta posição, por maior afluxo de sangue proveniente dos membros inferiores e do leito esplâncnico. Na anamnese relatada acima podemos observar essa queixa do paciente quando ele nos conta que precisava dormir sentado.

- A dispneia paroxística noturna, que recebe esse nome por ser mais frequente à noite, consiste no fato de o paciente acordar com dispneia intensa, acompanhada de sufocação, tosse seca e até opressão torácica, sendo obrigado a sentar-se na beira do leito ou levantar-se da cama, e pode vir acompanhada por broncoespasmo, justificando o aparecimento de sibilos por congestão da mucosa brônquica, e nestas condições é chamada de asma cardíaca. É importante ressaltar que a diferença entre a dispneia paroxística noturna e a piora da dispneia ao deitar, com necessidade de elevação do decúbito que discutimos anteriormente, é que essa última aparece tão logo o paciente se deita e a outra, não.

- Nosso paciente caracteriza suas crises de dispneia paroxística noturna quando afirma que acordava com crises de falta de ar e sensação de sufocamento, que o obrigavam a sentar na cama e abrir as janelas.

- O sintoma associado referido na nossa anamnese foi edema, relatado pelos pacientes como "inchaço" ou "inchume" e que representa o aumento do líquido intersticial proveniente do plasma sanguíneo. O edema aparece em muitas doenças e, quando é consequente de causas cardíacas, caracteriza-se por ser generalizado, ou seja, não se restringir ao subcutâneo, podendo acumular-se também nas cavidades serosas, seja no abdome (ascite), no tórax (hidrotórax), no pericárdio (hidropericárdio) ou na bolsa escrotal. Sua causa na insuficiência cardíaca é a insuficiência ventricular direita, por aumento da pressão hidrostática associado à retenção de sódio. Inicialmente, localiza-se nos membros inferiores, pela ação da gravidade, a princípio em torno dos maléolos, e à medida que vai progredindo acomete pernas e coxas, podendo alcançar a raiz dos membros inferiores, como vimos descrito em nosso caso clínico.

- Desta maneira, ao avaliarmos cuidadosamente as queixas do nosso paciente, já pensamos em insuficiência cardíaca como provável diagnóstico sindrômico e o próximo passo, o exame físico, vem para enriquecer nosso raciocínio.

- As técnicas de propedêutica do exame físico geral, cabeça e pescoço, abdome, osteomuscular e neurológico, serão abordadas em outros capítulos e, portanto, aqui vamos nos restringir ao exame do coração, no entanto é interessante que sejam discutidas as alterações de exame físico encontradas no nosso paciente nos outros aparelhos, mas que se relacionam diretamente à insuficiência cardíaca.

- No exame físico geral deparamo-nos com um paciente taquipneico, ou seja, com uma frequência respiratória acima de 20 incursões por minuto (28 inc./min no momento do exame) e com pressão arterial mais baixa e tempo de enchimento capilar um pouco aumentado. O tempo de enchimento capilar avalia a perfusão periférica e a técnica do exame consiste em se fazer uma pressão na base da unha ou nos lábios, de modo que a coloração passe de rosada para pálida. Retirando-se a pressão a coloração rosada deve retomar num tempo inferior a 2 segundos. Esses dois parâmetros, a pressão arterial mais baixa e o tempo de enchimento capilar mais prolongado indicam uma diminuição no débito cardíaco, ocasionada pela disfunção ventricular esquerda.

- Como vimos na descrição do exame físico do aparelho respiratório, os estertores que auscultamos em nosso paciente indicam congestão pulmonar, consequente ao mau funcionamento do ventrículo esquerdo. Essa congestão retrógrada se transmite, além do pulmão, à artéria pulmonar e consequentemente a ventrículo e átrio direitos, e assim, como resultado temos uma congestão na veia cava superior, evidente pela estase jugular observada (comentada a seguir) e na veia cava inferior, caracterizada pelo edema nos membros inferiores, fígado aumentado, caracterizado por sua palpação a 7 cm do rebordo costal direito (hepatomegalia congestiva) e em alguns casos, ascite.

- Em condições normais, as veias jugulares tornam-se túrgidas apenas quando o paciente se encontra deitado. Quando está em posição semissentada ou em pé, as veias jugulares se colabam, assim se essas permanecerem túrgidas quando o paciente adotar uma posição semissentada, formando um ângulo de 45º entre o dorso e o leito, ou sentada, está caracterizado o que se denomina ingurgitamento jugular ou estase jugular, e que traduz hipertensão venosa no sistema da veia cava superior e aparece quando há compressão desta veia, pericardite constritiva ou insuficiência ventricular direita. Essa última representando nosso caso clínico.

- Nos pacientes com insuficiência cardíaca deve-se fazer a compressão da superfície hepática com a palma da mão e após uma compressão firme e contínua, observa-se se há enchimento e turgência da veia jugular, o que reafirma o diagnóstico de insuficiência ventricular direita e é conhecido por refluxo hepatojugular positivo ou presente.

- O exame cardiológico inclui a inspeção, a palpação e a ausculta. A inspeção e palpação são, em geral, realizadas simultaneamente, visto que os achados semiotécnicos tornam-se mais significativos quando analisados em conjunto. Os seguintes parâmetros devem ser analisados sistematicamente: pesquisa de abaulamentos, análise do *ictus cordis* ou choque de ponta, análise de batimentos visíveis ou palpáveis e pesquisa de frêmito cardiovascular.

- A inspeção deve ser realizada em duas incidências: tangencial, com o examinador em pé do lado direito do paciente, e frontal, como examinador junto aos pés do paciente, que permanece deitado. O paciente, por sua vez, deve estar em decúbito dorsal, com a cabeceira elevada a 45º e confortável.

- O *ictus cordis* ou choque de ponta traduz o contato da porção anterior do ventrículo esquerdo com a parede torácica durante a contração isovolumétrica do ciclo cardíaco e é estudado pela inspeção e palpação, investigando-se localização, extensão, mobilidade, intensidade e tipo de impulsão, ritmo e frequência. Os dois últimos devem ser analisados durante a ausculta.

- A palpação do *ictus* deve ser iniciada com a palma da mão do examinador sobre o tórax do paciente, no cruzamento do 5º espaço intercostal esquerdo com a linha hemiclavicular, que corresponde à sua localização mais frequente, na tentativa de identificar o impulso apical, em seguida, move-se a parte palmar dos dedos sobre o tórax, procurando localizá-lo precisamente, colocando então a ponta de um ou dois dedos sobre ele, a fim de avaliar suas características.

- O *ictus* pode não ser visível ou palpável em pacientes enfisematosos (por aumento do diâmetro anteroposterior do tórax), em pacientes com musculatura muito desenvolvida, obesos ou com grandes mamas e mesmo em pacientes que não tenham essas características, sem que isso represente um problema. O deslocamento do *ictus* indica dilatação e/ou hipertrofia do ventrículo esquerdo, e assim o *ictus* encontrado em nosso caso clínico (7º espaço intercostal e desviado para a esquerda) representa uma provável dilatação cardíaca, hipótese que fica fortalecida quando determinamos a extensão do *ictus*, caracterizada por três polpas digitais (*ictus* difuso), enquanto normalmente ele mede de uma a duas polpas digitais.

- A mobilidade é definida quando comparamos a localização do *ictus* em decúbito dorsal com sua localização em decúbito lateral (direito ou esquerdo). Em condições normais, o choque da ponta se desloca de 1 a 2 cm com as mudanças de posição. Em casos de sínfise pericárdica, isto é, quando os folhetos do pericárdio ficam aderidos entre si com as estruturas vizinhas, o *ictus* não se desloca.

- A intensidade do *ictus* é avaliada pela palpação, quando repousamos a mão sobre a região dos batimentos, e pode ser mais forte em pessoas mais magras ou após exercícios físicos, no entanto é na hipertrofia ventricular esquerda que encontramos choques de ponta mais vigorosos, e nestes casos é chamado de *ictus* propulsivo. Como nosso paciente tem provavelmente uma dilatação cardíaca e não hipertrofia, a intensidade se manteve normal.

- Além do *ictus cordis*, podem ser encontrados no precórdio ou em áreas vizinhas outros batimentos visíveis ou palpáveis, ou seja, retração sistólica apical, que aparece em casos de hipertrofia direita e é representada por uma retração no precórdio durante a sístole, choques valvares, caracterizados por um choque de curta duração sentido pelas mãos do examinador no caso de hiperfonese de bulhas, e levantamento em massa do precórdio ou impulsão sistólica, que pode também ocorrer na hipertrofia ventricular direita e é percebido como um impulso sistólico que movimenta uma área relativamente grande da parede torácica nas proximidades do esterno.

- Pulsações epigástricas são vistas e palpadas em muitas pessoas e nada mais são do que a transmissão à parede abdominal das pulsações da aorta, todavia podem denunciar hipertrofia ventricular direita. As pulsações supraesternais ou de fúrcula esternal também podem ser observadas em pessoas normais e dependem das pulsações da crossa da aorta, mas quando muito intensas podem levantar a suspeita de hipertensão arterial sistêmica, esclerose senil da aorta, aneurisma de aorta ou síndrome hipercinética (hipertireoidismo, insuficiência aórtica e anemia). Em nosso paciente são pulsações normais, apenas visíveis.

- A ausculta cardíaca é um recurso indispensável para o diagnóstico das enfermidades cardíacas, mesmo quando se dispõe de todos os métodos complementares existentes. Para se fazer uma boa ausculta do coração, o examinador deve levar em conta os seguintes aspectos: o estetoscópio, ambiente em que se faz a ausculta, posição do examinador e do paciente, orientação do paciente, escolha do receptor adequado, aplicação correta do receptor e manobras especiais.

- Existem vários modelos de estetoscópio, mas todos constituídos pelos mesmos componentes, que são as olivas ou peças auriculares, que propiciam uma perfeita adaptação ao meato auditivo, uma armação metálica provida de mola que coloca em comunicação as olivas e tubos de borracha e os receptores, que são de dois tipos: o de campânula para sons de menor frequência e o de diafragma, que é adequado para ausculta em geral e é mais apropriado para ouvir sons de alta frequência. Devemos ressaltar que o receptor do tipo campânula deve ser apoiado levemente sobre a pele durante a ausculta, pois sua compressão intensa o transforma em um receptor de diafragma.

- O ambiente deve estar em silêncio e o examinador deve estar em posição cômoda, ao lado direito do paciente, que deve ser examinado em decúbito dorsal, decúbito lateral esquerdo e sentado com o tórax levemente fletido, conforme já discutimos anteriormente. As solicitações ao paciente devem ser claras, quando por exemplo, desejamos que este mude seu modo de respirar ou mude de posição corporal. Com relativa frequência, é conveniente o uso de alguns artifícios durante a ausculta, com o objetivo de tornar mais nítidos ou complementar os dados estetoacústicos. Os mais usados são as manobras respiratórias (inspiração ou expiração forçadas), o exercício físico e medicações que agem sobre o sistema circulatório.

- Ao se auscultar o coração, os seguintes aspectos devem ser sistematicamente considerados: bulhas cardíacas, ritmo e frequência cardíaca, ritmos tríplices, alterações das bulhas cardíacas, cliques ou estalidos, sopros e atrito pericárdico.

- A primeira bulha cardíaca (B1) tem como principal elemento de sua formação o fechamento das valvas mitral e tricúspide. Ela coincide com o pulso carotídeo e com o *ictus cordis,* é de timbre grave e seu tempo de duração é ligeiramente maior que o da segunda bulha. Para representá-la usamos a expressão onomatopaica "TUM". A segunda bulha (B2) tem como principais elementos de sua formação o fechamento das valvas aórtica e pulmonar, sendo que o componente aórtico precede o componente pulmonar, porém na maioria das vezes são ouvidos como um som único, de timbre mais agudo e que soa de maneira mais seca que a B1 e, portanto, é designada pela expressão "TA". Quando as bulhas estão com suas intensidades normais, as denominamos normofonéticas. No nosso paciente a B1 está hipofonética, ou seja, com intensidade reduzida, pela disfunção sistólica do ventrículo esquerdo e também pela insuficiência mitral (alteração no fechamento da valva mitral) associada, como veremos adiante. As bulhas também podem estar mais intensas, ou seja, hiperfonéticas, como por exemplo em situações hiperdinâmicas, como febre, anemia e hipertireoidismo.

- A terceira bulha (B3) é um ruído protodiastólico (terço inicial da diástole) de baixa frequência que se origina das vibrações da parede ventricular subitamente distendida pela corrente sanguínea, que penetra na cavidade durante o enchimento ventricular rápido. Pode ser auscultada em condições normais em crianças e adultos jovens e é mais audível na área mitral, com a campânula do estetoscópio. Pode ser imitada pronunciando-se de modo rápido a expressão "TU". No nosso caso clínico a presença da insuficiência cardíaca justifica a presença da B3 por modificação da complacência e do volume do ventrículo esquerdo.

- Reconhecidas as bulhas cardíacas, o passo seguinte consiste em determinar o ritmo do coração e a frequência cardíaca. Havendo apenas duas bulhas, trata-se de um ritmo a dois tempos ou binário, e quando se torna audível um terceiro ruído, passa a ser um ritmo a três tempos ou ritmo tríplice ou ritmo de galope, ritmo esse encontrado em nosso paciente. Devemos definir se o ritmo é regular ou irregular. Para se determinar a frequência cardíaca, conta-se 1 minuto inteiro. Em adultos, a frequência cardíaca normal está entre 50 e 100, assim quando temos uma frequência menor que 50 batimentos por minuto (bpm) chamamos de bradicardia e quando temos uma frequência cardíaca maior que 100 bpm chamamos de taquicardia. Concluímos que temos, portanto, um paciente um pouco taquicárdico.

- Os sopros cardíacos são produzidos por vibrações decorrentes de alterações do fluxo sanguíneo. Em condições normais, o sangue flui como uma corrente laminar, sem formar turbilhões e, portanto, sem gerar ruídos. Os sopros aparecem na dependência de alterações do próprio sangue, como por exemplo aumento da velocidade da corrente sanguínea (ex., hipertireoidismo, síndrome febril.), diminuição de sua viscosidade (ex., anemia), alterações da parede do vaso ou de câmaras cardíacas, sobretudo nos aparelhos valvares.

- Os sopros também precisam ser caracterizados quanto a sua localização em relação às áreas de ausculta, sua situação no ciclo cardíaco (sistólico ou diastólico), irradiação (varia de acordo com direção da corrente sanguínea e intensidade do sopro), intensidade (+ a 4+), timbre e tonalidade ("qualidade do sopro": suave, rude, musical, aspirativo...), modificação com a fase da respiração, com a posição do paciente e com o exercício físico.

- No nosso caso clínico a ausculta contemplou a presença de B3, pela presença da insuficiência cardíaca e um sopro sistólico em área mitral 2+/4, regurgitativo, irradiado para a região axilar. Esse sopro representa uma insuficiência mitral ("fechamento inadequado da valva mitral durante a sístole) e corresponde à dilatação do anel mitral secundária à dilatação ventricular da insuficiência cardíaca, ou seja, o anel valvar se dilata e os folhetos valvares não sofrem modificação e, portanto, não se coaptam adequadamente. Chamamos de insuficiência mitral secundária. Como o átrio esquerdo se situa acima e atrás do ventrículo esquerdo, a direção do fluxo sanguíneo na insuficiência mitral se propaga predominantemente para a axila, justificando sua irradiação.

- A intensidade do sopro em cruzes se escalona da seguinte maneira:

  + corresponde a sopros débeis, audíveis apenas em ambientes muito silenciosos;

  ++ indica sopros de intensidade moderada;

  +++ traduz sopros intensos;

  ++++ corresponde a sopros muito intensos, audíveis mesmo quando se afasta o estetoscópio da parede torácica ou quando se interpõe entre esta e o receptor, a mão do examinador.

- No caso da insuficiência mitral, o sopro não se modifica com a inspiração profunda, como descrito no nosso caso clínico. Isso é importante, pois em alguns casos podemos ouvir um sopro sistólico em área tricúspide e ficarmos com dúvida se o sopro é originado nesta localização ou é apenas uma propagação da área mitral. A manobra de Rivero-Carvallo é executada solicitando ao paciente que faça uma inspiração profunda, enquanto auscultamos sua área tricúspide e atentamo-nos para as características do sopro. Se o sopro não modificar sua intensidade ou até diminuir de intensidade, dizemos que a manobra foi negativa e o sopro é de propagação mitral. Por sua vez, quando a intensidade do sopro aumenta, significa que a manobra é positiva e corresponde a um sopro tricúspide. Isso ocorre quando a inspiração profunda leva a um aumento do retorno venoso e com isso, intensifica ruídos originados no coração direito.

Bibliografia consultada

1. Bocchi EA, Marcondes-Braga FG, Bacal F, et al. Sociedade Brasileira de Cardiologia. Atualização da Diretriz Brasileira de Insuficiência Cardíaca Crônica. Arq Bras Cardiol. 2012;98(1):1-33.

2. Fang JC, O'Gara PT. The history and Physical Examination: An Evidence – Based Approach. In: Braunwald E, et al. Braunwald's Heart Disease – a Textbook of cardiovascular Medicine. Philadelphia: Elsevier; 2012. p. 107-25.

3. Maciel BC. Fundamentos para diagnóstico cardiológico. In: Magalhães CC, et al. Tratado de Cardiologia SOCESP. Barueri, SP: Manole; 2015. p. 112-50.

4. Oliveira LC, Bocchi EA, Marcondes-Braga FG, et al. Insuficiência cardíaca. In: Medeiros Jr ME, et al. Manual do Médico de Família Santa Marcelina. São Paulo: Martinari; 2016. p. 521-30.

5. Porto CC, et al. Sistema cardiovascular. In: Porto CC, Porto AL. Semiologia Médica. 7ª ed. Rio de Janeiro: Guanabara Koogan; 2014. p. 440-84.

CAPÍTULO **26**

Semiologia do Abdome

Isaac José Felippe Corrêa Neto • Marina de Assis Melero

No exame físico do abdome, assim como nos demais aparelhos e sistemas, deve-se sempre promover o respeito e a privacidade ao paciente, com sua execução em um ambiente calmo e tranquilo, bem iluminado, para que o mesmo se sinta confortável, visto que será necessária a exposição do apêndice xifoide à sínfise púbica.

Ademais, como já dito anteriormente, o abdome é uma cavidade que abriga inúmeras vísceras sem que haja simetria, e com influência marcante do biótipo e da quantidade de panículo adiposo. No entanto, esses ou outros fatores não devem negligenciar a importância da correta execução do exame físico.

Caso Clínico

Identificação	• J.S.S., 65 anos, sexo feminino, do lar, católica, natural e procedente de São Paulo.
Queixa principal e duração	• Dor na barriga há 12 horas.
História pregressa da moléstia atual	• Paciente com relato de dor abdominal de forte intensidade do tipo cólica em região de fossa ilíaca esquerda há 12 horas, com irradiação para região periumbilical. Nega fatores desencadeantes, melhora com uso de analgésicos e posição deitada e piora com movimentação e ao se alimentar. • Refere como sintomas associados náuseas, mas sem vômitos, e dois picos de febre de 38°C. • Como não houve melhora da dor mesmo com o uso de analgésicos, procurou atendimento médico hospitalar e no momento mantém o sintoma com as mesmas características.
Interrogatório sintomatológico dos diversos aparelhos	• Refere dispneia aos grandes esforços. • Evacuação a cada 4 dias com fezes ressecadas, esforço evacuatório, sensação de evacuação incompleta e abaulamento vaginal.
Antecedentes pessoais	• Refere diabetes *mellitus* em uso de hipoglicemiante oral. • Hipertensão arterial sistêmica há 20 anos em uso de diurético. • Colecistectomia há 15 anos por colelitíase realizada em um hospital universitário de São Paulo.
Antecedentes familiares	• Mãe com história de câncer de colo de útero aos 60 anos.
Vacinação	• Em dia.
Hábitos e vícios	• Tabagista de dez cigarros por dia há 40 anos. • Nega etilismo.
Condições de moradia	• Refere habitar casa de alvenaria com quatro cômodos e cinco pessoas com saneamento básico.
Exame físico	• REG, pouco confusa, fácies atípica, desidratada ++/4+, descorada +/4+, anictérica, acianótica, tempo de enchimento capilar > 3 segundos. • PA: 160 x 110 mmHg. FC: 110 bpm. FR: 24 irpm. Tax: 38°C. • Peso: 85 kg. Altura: 150 cm. IMC: 37,7kg/m². • Aparelho respiratório: MV+ com roncos em bases. • Abdome – inspeção: globoso, com excesso de panículo adiposo, incisão oblíqua em hipocôndrio direito em bom aspecto; área de hiperemia em fossa ilíaca esquerda de cerca de 5 cm de diâmetro sem solução de continuidade.

Semiologia do Abdome

- inspeção dinâmica: ausência de herniações em ferida abdominal e em região inguinal.
- Ausculta: RHA presentes mas reduzidos; ausência de sopros.
- Percussão: dor importante ao percutir fossa ilíaca esquerda.
- Palpação superficial: área de hiperemia, com aumento de temperatura, rubor e edema com cerca de 5 cm em fossa ilíaca esquerda sem solução de continuidade.
- Palpação profunda: todas as regiões abdominais apresentavam um desconforto à palpação profunda, mas em FIE havia dor importante com defesa local, sendo possível a palpação de uma massa irregular, dolorosa e pouco móvel de cerca de 5 cm. Ao se proceder a descompressão brusca houve reação peritoneal na FIE.

Diagnóstico sindrômico	• Abdome agudo.
Diagnóstico anatômico	• Fossa ilíaca esquerda.
Comentários	• A paciente apresenta uma clínica característica de abdome agudo, com um quadro álgico importante e piora no passar do tempo, fazendo com que ela busque atendimento médico e, ainda, que necessite de um tratamento rigoroso e de urgência a fim de se tentar evitar a deterioração clínica. Dessa forma, pode-se definir abdome agudo como uma condição na qual o paciente apresenta uma patologia abdominal com mais de 6 a 24 horas de evolução com piora progressiva e que o faz procurar por auxílio médico, necessitando de intervenção, seja clínica ou cirúrgica, para sua resolução. • Associado ao quadro de abdome agudo é evidente a coexistência de sepse com taquicardia, taquipneia e febre, o que faz com que além do tratamento do quadro abdominal se acrescente a terapêutica sistêmica, com base apenas na história e no exame físico. • Isso deve servir sempre de alerta ao estudante, a médicos em formação e mesmo aos mais experientes, visto que o diagnóstico de um quadro de abdome agudo com sinais de Síndrome da Resposta Inflamatória Sistêmica ou Sepse depende fundamentalmente de história, exame físico e suspeição clínica, para que a terapêutica adequada e urgente seja instituída somente com a realização dos diagnósticos sindrômico e anatômico. • Além disso, ressalta-se no exame físico a presença de uma massa palpável e com sinais flogísticos (dor, calor, rubor e eritema) em fossa ilíaca esquerda, denotando um processo infeccioso/inflamatório bloqueado, o que não é incomum em patologias abdominais.

Bibliografia consultada

- Battló AS, Battló JS. Semiologia Médica y técnica exploratória. 8ª ed. Barcelona: Elsevier; 2001.
- Feres O, Parra RS. Abdome Agudo. Rev Med Rib Preto. 2008;41(4):430-6.
- Meneghelli UG, Martinelli ALC. Princípios de semiotécnica e de interpretação do exame clínico do abdome. Rev Med Rib Preto. 2004;37:267-85.
- Porto CC, Porto AL. Semiologia Médica. 7ª ed. Rio de Janeiro: Guanabara Koogan; 2014.
- Utiyama EM, Otoch JP, Rasslan S, Birolini D. Propedêutica Cirúrgica. 2ª ed. São Paulo: Manole; 2007.

CAPÍTULO 27

Semiologia de Membros e Coluna

Edson Vanderlei Zombini • Luiz Claudio Lacerda Rodrigues

No exame clínico de membros e coluna avaliam-se fundamentalmente estruturas como ossos, articulações, músculos e tendões, e estruturas nervosas.

A integridade e o desempenho desses componentes, além de serem responsáveis pelo crescimento, desenvolvimento e a postura humana, possibilitam a locomoção para o trabalho, estudo e lazer. Portanto, fundamentais para as atividades do cotidiano.

Por outro lado, o processo de envelhecimento aqui se faz mais acentuado, seja por processos degenerativos em ossos ou articulações, seja por involução da massa muscular, comum nessa fase da vida. Tal fato, além de comprometer a qualidade de vida, constitui-se em grande problema social decorrente de invalidez para o trabalho e aposentadorias precoces.

É importante avaliar essas estruturas no contexto da saúde integral do indivíduo, sabendo que afecções em ossos, articulações e músculos podem ser decorrentes ou causas de outros agravos. Exemplo: deformidades no palato e na postura de indivíduos decorrentes de distúrbio da respiração (respiração bucal); lesão lítica da coluna vertebral devida a metástase de tumor de próstata; lesão metastática pulmonar de osteossarcoma; doenças renais ou hepáticas alterando a produção e o estoque de vitamina D com consequente osteoporose; hiperparatireoidismo levando a porose e lesões líticas ósseas.

Portanto, a abordagem adequada dessas estruturas faz-se necessária no contexto da avaliação clínica completa de rotina do paciente.

Inicialmente, necessitamos minuciar cada etapa da anamnese; isso possibilitará a formulação de possíveis diagnósticos clínicos, contribuindo para a instituição precoce de uma terapêutica adequada, prevenindo-se possíveis sequelas, minimizando com isso o sofrimento humano.

Na anamnese de pacientes com queixas relacionadas ao sistema osteomuscular, dados obtidos na identificação do paciente tais como idade, sexo, raça, procedência, profissão e estado civil podem dirigir o raciocínio clínico para algumas doenças.

Assim, alterações da coluna vertebral, como a mielomeningocele, já estão presentes ao nascimento; as alterações típicas de raquitismo carencial (deficiência de vitamina D) são mais comuns no lactente e no pré-escolar; a osteocondrite do quadril (Legg-Calvé-Perthes), na primeira década da vida; a febre reumática, na infância e adolescência; osteoporose, no idoso.

A artrite reumatoide, o lúpus eritematoso sistêmico e a osteoporose são mais comuns no sexo feminino, ao passo que a osteocondrite do quadril (doença de Legg-Calvé-Perthes) e a gota incidem particularmente no sexo masculino.

As alterações ósseas decorrentes da talassemia, doença hematológica caracterizada por um tipo específico de anemia, são mais comuns em descendentes da região do Mediterrâneo.

A anemia falciforme, caracterizada por manifestações dolorosas de pequenas articulações das mãos e dos pés, é comum em indivíduos da raça negra, enquanto a osteoporose é mais comum nos da raça branca e asiáticos.

Dor e deformidade óssea podem ser decorrentes de atividade profissional pesada ou de prática esportiva de competição.

O estado civil pode influenciar o equilíbrio emocional e o nível de estresse, contribuindo para a somatização de algumas doenças ou mesmo agravamento das já existentes.

Na sequência da anamnese, dentre as queixas principais mais comuns citadas destacam-se a dor, a deformidade e a incapacidade funcional.

A dor deverá ser caracterizada quanto ao seu início, localização, irradiação, duração, intensidade, caráter, fatores de piora e melhora, contribuindo assim para a inclusão ou exclusão de determinados diagnósticos.

Desse modo, a hérnia de disco vertebral provoca uma dor de início súbito desencadeada por um exercício físico inadequado, atividade laboral ou simples esforço, enquanto na artrose é uma dor de caráter mais insidioso.

A osteomielite frequentemente acomete segmento ósseo único, ao passo que metástases ósseas e doenças mieloproliferativas (leucemia e mieloma) acometem múltiplos segmentos ósseos. A dor óssea em região epifisária é mais comum nas doenças inflamatórias, como por exemplo na artrite reumatoide e nas doenças degenerativas, como na artrose. A dor localizada em região metafisária do osso ocorre nas neoplasias ósseas e nos traumas. Dor óssea diafisária pode ser decorrente de fraturas ou vícios posturais.

Lombociatalgia caracteriza-se por dor em região lombar que se irradia para a face interna (posterior) da coxa, podendo em alguns casos chegar aos pés.

O sintoma de dor decorrente da artrite reumatoide e da artrose dura anos, ao passo que na osteomielite e na febre reumática é inferior a 1 mês.

A queixa álgica decorrente de comprometimento de estrutura óssea, como por exemplo de fraturas, frequentemente é de forte intensidade, de início agudo, ao contrário daquela decorrente de alteração postural, que é de fraca intensidade e de evolução crônica.

A dor pode ter o caráter de ser em agulhada, queimação, peso ou em choque elétrico nas compressões radiculares da hérnia do disco intervertebral.

As lesões ósseas pioram com o exercício físico, enquanto as dores da artrose e da espondilite anquilosante pioram no início e melhoram no decorrer da atividade física. Os movimentos de abdução e rotação interna do braço pioram a dor na tendinite de ombro. O ato de tossir ou espirrar exacerba a dor da hérnia discal.

Outra queixa principal, comumente detectada nas anamneses, é a de deformidade em um ou mais segmentos corpóreos, presentes desde o nascimento ou adquiridas no decorrer da vida. Frequentemente referidas pelos pacientes como caroços (tumefações) ou de aspecto torto (desvios). Essas alterações, normalmente, demandam um tempo maior para o seu aparecimento, como por exemplo os desvios dos membros inferiores e o espessamento da junção costocondral das costelas, decorrentes do raquitismo na infância; as calosidades ósseas decorrentes de fraturas mal consolidadas ou, em casos mais raros, devidos a osteocondromas.

A incapacidade funcional, referida como queixa principal, está muito relacionada às síndromes dolorosas, motivo de frequente procura aos serviços de saúde.

Sinais e sintomas associados à queixa principal ou detectados no interrogatório dos diversos aparelhos corroboram na formulação de determinados diagnósticos.

A presença de febre, inapetência e prostração acompanhando sinais flogísticos em determinado segmento corpóreo permite a suspeita clínica de processo infeccioso, como por exemplo osteomielite.

O lúpus eritematoso sistêmico deverá ser pensado diante de uma mulher jovem com febre recorrente, dor articular, petéquias, astenia, anorexia, perda ponderal, queda de cabelo e lesão de pele hipercrômica em região malar e no dorso do nariz (aspecto asa de borboleta).

Rigidez articular pós-repouso ocorre na artrite reumatoide, ao passo que parestesias (adormecimento) em membros decorrem da compressão de raízes nervosas na coluna cervical ou lombar.

Diarreia crônica associada a um quadro de poliartrite pode ser sugestiva de colite ulcerativa.

Disúria e corrimento uretral acompanhados de artrite sugerem blenorragia (gonorreia).

Os antecedentes pessoais, fisiológicos e patológicos, assim como o familiar são de grande importância.

Diante de uma criança com dificuldade de marcha e com antecedente gestacional de pouco movimento intrauterino deve ser suspeitada a possibilidade de uma distrofia muscular.

Antecedentes de traumatismos poderão explicar deformidades ósseas presentes no exame físico atual. Doenças prévias justificarão o diagnóstico de sinovite reacional em uma criança com claudicação, que apresentou nas semanas anteriores quadro de diarreia aguda ou infecção de vias aéreas superiores.

O diagnóstico de gota pode ser feito diante de um quadro artrite aguda em adulto do sexo masculino com história de casos semelhantes na família.

O inquérito alimentar obtido na anamnese (onde deverá constar a existência ou não de suplementação vitamínica) poderá apontar a causa de deformidades ósseas devidas a carência de vitamina C (escorbuto) ou deficiência de vitamina D (raquitismo).

O interrogatório sobre o uso prévio ou contínuo de medicamentos pode indicar a causa da afecção osteomuscular, como por exemplo, as estatinas causando a dor muscular e os corticosteroides levando a osteopenia.

Portanto, fica claro que é necessária a realização de uma anamnese completa, pois a particularidade de cada aparelho ou sistema poderá dar pistas para a formulação de um correto diagnóstico e a instituição de uma terapêutica adequada.

Exame Físico Geral

Como dito anteriormente, a abordagem adequada do sistema osteomuscular faz-se necessária no contexto da avaliação clínica completa de rotina.

O exame físico inicia-se na observação do comportamento e do aspecto geral do paciente ao adentrar o consultório.

Verifica-se a fácies do paciente; esse poderá expressar uma aparência de dor no caso da presença de uma hérnia de disco vertebral ou exibir uma das características de certa doença, como por exemplo, na artrite idiopática juvenil, em que o paciente exibe uma "fácies de passarinho" devido à existência de micro e retrognatismo.

O crescimento do paciente deverá ser avaliado por meio de medidas antropométricas como peso, estatura, perímetro craniano e torácico, verificando-se a proporcionalidade entre cabeça, membros e tronco, particularmente nas crianças. Lembrando que o nanismo se caracteriza, além da baixa estatura, por uma desproporcionalidade entre tronco e membros. Atenção especial deverá ser dada à presença de sobrepeso, uma vez que é comum a dor em membros inferiores ao nível de articulações de joelhos e tornozelos ou pés, devido à sobrecarga excessiva nessas estruturas.

Lesões de pele podem apontar para a suspeita diagnóstica de algumas doenças.

Na esclerodermia a pele se torna inelástica, atrófica, sem pregueamento cutâneo nas articulações, causando rigidez articular. Na neurofibromatose, deformidades ósseas associam-se a manchas cutâneas tipo "café com leite". No lúpus eritematoso sistêmico é comum a ocorrência de artrite, além de eritema palmar, unhas quebradiças e manchas hipercrômicas em região malar. Na psoríase, lesões de pele eritematosas cobertas por escamas esbranquiçadas podem cursar com artrite, caracterizando a chamada artrite psoriática.

A presença de sinais flogísticos (dor, calor, rubor e edema) pode indicar comprometimento do tecido celular subcutâneo (celulite), articular (artrite) ou ósseo (osteomielite). A presença de fístulas pode indicar um processo inflamatório e infeccioso crônico, como o que ocorre na tuberculose ou nos processos fúngicos.

A presença de hematomas pode ser indicativa de trauma local ou de artropatia da hemofilia.

Solução de continuidade da pele associada a fratura óssea caracteriza a fratura exposta.

A detecção de linfadenomegalia e hepatoesplenomegalia em um paciente com dor óssea não localizada pode levar ao diagnóstico de uma doença mieloproliferativa.

Exame Físico de Membros e Coluna

A avaliação de membros e coluna deverá ser realizada em ambiente com boa iluminação, com as áreas a serem examinadas desprovidas ou com pouca vestimenta, com o paciente sem calçado, em local com discrição para evitar constrangimento.

Avaliação dos Membros

Deve-se proceder o exame de segmentos corpóreos homólogos, com o indivíduo na posição em pé, sentado e deitado, respeitando sempre a limitação física de cada paciente, quer pela presença de dor à manipulação ou simplesmente pela idade do paciente.

A utilização da inspeção e da palpação aliadas à avaliação da mobilidade de cada segmento corpóreo é recomendável.

Três aspectos deverão ser observados: simetria, motricidade e a mobilidade articular.

Simetria

Devem ser verificados os itens a seguir.

- **O alinhamento de membros superiores, inferiores e pés:** os membros superiores estendidos, quando em posição anatômica (as palmas das mãos voltadas anteriormente), formam ao nível de cotovelo uma discreta angulação de 5º nos homens e 10º nas mulheres, permitindo que o cotovelo se adapte à depressão da cintura, recebendo o nome de ângulo de carregamento. Angulações mais acentuadas podem ser decorrentes de traumatismos locais. Os membros inferiores, no adulto, mostram um discreto valgo (desvio medial dos joelhos), em torno de 7º (ângulo medial formado pelo fêmur e a tíbia), de tal forma que a distância normal entre os pés se mantém entre 5-10 cm. Em algumas circunstâncias poderá haver desvios acentuados dos joelhos para fora (geno varo) ou para dentro (geno valgo) conforme Figura 27.1.

- O formato da planta dos pés deve ser observado. Pé plano, conhecido popularmente como "pé chato", é a inexistência do arco plantar. Isso é fisiológico na criança, até o 3º ano de idade, quando o local está preenchido por um coxim gorduroso. A persistência da ausência do arco plantar, frequentemente associado a desvio medial do calcanhar, é condição patológica que pode causar dor. Ao contrário, à acentuação do arco plantar dá-se o nome de pé cavo.

- **O tamanho dos membros:** na determinação do tamanho do membro inferior mede-se a distância entre a crista ilíaca anterossuperior e o maléolo interno ou medial (Figura 27.2).

- Para saber se a diferença é decorrente da tíbia ou do fêmur, posiciona-se o paciente em decúbito dorsal com os joelhos fletidos a 90º e os pés em posição plana sobre uma mesa rígida. Se um dos joelhos se projeta adiante do outro, em uma visão lateral do paciente, o fêmur desta extremidade é maior. Se um dos joelhos se mostra mais alto do que o outro, inspecionando o paciente de distal para proximal, a tíbia desse lado é maior. Uma discrepância de até 1,25 cm pode passar despercebida pela compensação do quadril.

- **Orientação das patelas:** ao nascimento existe um varismo (distanciamento das patelas), em torno de 10º a 15º (ângulo interno formado pelo fêmur e a tíbia, mensurado por um dispositivo chamado de goniômetro) que diminui gradativamente até os 2 anos de idade, surgindo um valgismo (aproximação dos joelhos) que regride até os 7 anos de idade, quando os joelhos atingem o posicionamento definitivo.

- **Simetria de pregas cutâneas:** verifica-se a simetria das pregas glúteas na sua porção posterior. A presença de assimetria pode indicar a existência de displasia do desenvolvimento do quadril.

- **Deformidades ósseas e articulares:** doenças inflamatórias articulares, como a artrite reumatoide, podem cursar com deformidades das articulações.

- **Dor à palpação.**

- **Atrofia muscular.**

- **Presença de sinais flogísticos.**

- **Proeminências ósseas:** eventualmente presentes no raquitismo, em que há aumento de volume da junção costocondral (rosário raquítico); aumento de volume da tuberosidade anterior da tíbia (doença de Osgood-Schlatter); fraturas mal consolidadas (calosidade óssea).

- **Crepitações:** quando presente em estrutura óssea pode indicar a existência de fratura; em articulação é sinal de processo degenerativo (artrose).

- **Nódulos subcutâneos:** os nódulos subcutâneos podem estar presentes nos processos inflamatórios articulares.

Motricidade

Devem ser observados:

- força muscular;
- tônus muscular;
- postura;
- movimentos anormais.

Mobilidade das Articulações

A avaliação da mobilidade demonstra o possível grau de impotência de cada articulação. A pesquisa deve ser realizada com o paciente sentado ou em pé; relaxado, uma vez que a ansiedade, a insegurança e a temerosidade causam tensão muscular, limitando a completa realização do movimento.

Utilizam-se testes ativos e passivos para pesquisar a presença de alguma dificuldade à movimentação do paciente. Nos testes ativos o próprio indivíduo executa o movimento solicitado pelo examinador, enquanto nos passivos o avaliador manipula com delicadeza o segmento corpóreo do paciente, averiguando a

Detalhes da Semiologia de Alguns Aparelhos e Sistemas

funcionalidade e a presença de dor. A limitação funcional pode ser devida a hipotonia muscular, contratura dos tecidos moles ou por algum obstáculo ósseo.

Os testes passivos eliminam a possibilidade de a limitação do movimento ser devida a hipotonia muscular, ou seja, caso o paciente consiga realizar a atividade com a ajuda do examinador, é sinal que a restrição seja devida a fraqueza muscular.

Durante a execução do movimento deve-se palpar a articulação à procura de algum atrito (bloqueio extra-articular) ou de interrupção brusca do exercício (bloqueio intra-articular).

Avaliação do movimento articular

- **Articulação temporomandibular:** abertura e fechamento da boca.
- **Ombros:** extensão, flexão, abdução, rotação interna e adução, rotação externa e abdução.
- **Cotovelos:** extensão, flexão, pronação, supinação.
- **Punhos:** flexão palmar, dorsiflexão, desvio radial e cubital.
- **Metacarpofalangianas e intercarpofalangianas:** flexão e extensão
- **Polegar:** flexão, extensão, oposição.
- **Quadril:** flexão, rotação interna em flexão e em extensão, rotação externa em flexão e extensão, abdução, hiperextensão em decúbito ventral.
- **Joelhos:** flexão e extensão.
- **Tornozelos:** dorsiflexão, flexão plantar, inversão, eversão.
- **Metatarsofalangianas:** flexão e extensão.

Avaliação da Marcha

Finalmente deve ser observada a marcha do paciente durante a consulta. Essa varia de acordo com a idade do paciente em função da maturação musculoesquelética e do sistema nervoso, atingindo o padrão adulto aos 7 anos de idade. Poderá estar limitada devido a dor decorrente de compressão radicular, alteração no equilíbrio ou nas miopatias.

Avaliação da Coluna Vertebral

Aqui, também, deve-se proceder o exame clínico respeitando sempre a limitação física de cada paciente, quer pela presença de dor ou idade avançada.

A inspeção e a palpação aliadas à avaliação da mobilidade da coluna são extremamente importantes.

O exame físico da coluna deve ser realizado no plano frontal (anterior e posterior) e sagital, com o paciente sentado, deitado e em pé.

Plano frontal

No plano frontal, visto pela face posterior, é observado o alinhamento vertical retilíneo da coluna. Uma linha imaginária deve ser traçada da protuberância occipital à saliência da apófise espinhosa da 7ª vértebra cervical, e daí até o sulco interglúteo à procura de algum desvio da normalidade.

Deve-se, também, inspecionar:

- **simetria das cinturas escapular e pélvica:** verificar se os ombros e as escápulas estão no mesmo nível. O desnivelamento dessas estruturas indica a presença de escoliose (desvio da lateralidade da coluna). Caso um dos ombros esteja mais elevado é possível que exista escoliose convexa para esse lado. As cristas ilíacas devem estar à mesma altura. O desnivelamento da cintura pélvica pode sugerir assimetria no tamanho dos membros inferiores, escoliose lombar, posição antálgica provocada por problemas no quadril, joelho e pé;

- **grau do ângulo toracobraquial (ângulo do talhe):** esse ângulo é formado pelos membros superiores em sua face medial e face lateral do tronco de cada lado. A comparação da angulação de cada lado pode demonstrar assimetria, indicando a presença de escoliose;

- **contratura da musculatura paravertebral;**

- **presença de nódulos ou tumorações;**

- **palpação de regiões hipersensíveis (ponto-gatilho):** no plano frontal, visto pela face anterior, deve-se verificar a posição das mamas e dos mamilos, o nivelamento das cristas ilíacas, a altura dos joelhos e a forma dos pés.

Plano sagital

No plano sagital é possível visualizar que a coluna vertebral não é reta; mas, possui alguns desvios fisiológicos, como discreta lordose cervical e lombar e leve cifose dorsal.

Entretanto, em algumas situações esses desvios são mais acentuados, caracterizando situações patológicas: cifose, escoliose ou cifoescoliose. Essas podem ser decorrentes de vícios posturais, processo infeccioso (tuberculose óssea), espondilolistese, cifoses rígidas ou hérnia de disco vertebral.

Algumas manobras deverão ser realizadas para a detecção dos desvios da coluna:

- **teste da inclinação anterior:** o paciente inclina-se para a frente (flexão da coluna toracolombar), enquanto o examinador se abaixa para ter seus olhos no mesmo nível da coluna do paciente. Verifica-se a presença de giba costal ou lombar, sinal indireto da existência de escoliose em que já existe, além da curvatura, uma rotação da vértebra.

- **pesquisa de cifose:** o paciente inclina-se para a frente, tentando tocar o solo, com os joelhos em extensão. Essa posição acentua a cifose, facilitando a sua visualização.

Mobilidade da coluna

Avaliação dos movimentos da coluna: coluna cervical, torácica e lombar: flexão, extensão, rotação direita e esquerda, lateralidade.

Quadril: flexão, rotação interna em flexão e em extensão, rotação externa em flexão e extensão, abdução, hiperextensão em decúbito ventral.

Referências anatômicas da coluna

É importante o conhecimento de algumas referências anatômicas para a localização de cada vértebra, seja para situar alguma afecção, seja para a realização de algum procedimento. Faz-se necessária a palpação do processo espinhoso de cada vértebra à procura de dor, crepitação ou desalinhamento.

- **Segunda vértebra cervical:** proeminência óssea abaixo do orifício occipital.
- **Quarta vértebra cervical:** opõe-se ao ápice da cartilagem tireoidiana, conhecida popularmente como "pomo de Adão";
- **Sétima vértebra cervical:** proeminência óssea na base do pescoço.
- **Terceira vértebra dorsal ou torácica:** na linha de união das espinhas das escápulas.
- **Sétima vértebra dorsal ou torácica:** na linha de união da ponta das escápulas.
- **Décima vértebra torácica:** no nível da cicatriz umbilical.
- **Quarta vértebra lombar:** na linha de união das cristas ilíacas.
- **Segunda vértebra sacral:** na linha que une as espinhas ilíacas.

Testes e Sinais Especiais

Teste de Brudzinski	• O paciente deverá estar em decúbito dorsal; procede-se a flexão da coluna cervical. O teste é positivo quando essa manobra desencadeia o aparecimento de dor e o paciente realiza a flexão dos joelhos para alívio. Está presente em situações de irritação meníngea (meningite, hérnias de disco cervicais).
Teste de Kernig	• O paciente deverá estar posicionado em decúbito dorsal com o quadril e o joelho fletidos; realiza-se a extensão do joelho. O teste é positivo quando ocorre dor na realização da manobra. Está presente em situações de irritação meníngea (meningite, hérnias de disco cervicais).

Teste de Patrick ou FABERE *Test (Flexion, Abdution and External Rotation*)	• O paciente deverá estar em decúbito dorsal com o quadril e o joelho flexionados, e o pé apoiado sobre o joelho contralateral. A pelve é fixada com uma das mãos do examinador, enquanto a outra mão exerce pressão sobre o membro. O teste é positivo quando surge dor ou essa é exacerbada com esse procedimento. Pode indicar doença da articulação sacroilíaca, quando a dor é contralateral ao lado do membro fletido, ou doença da articulação coxofemoral se a dor ocorrer na região inguinal do lado fletido.
Sinal de Ortolani	• Os quadris devem estar posicionados em flexão de 90º com o recém-nascido em superfície firme, devendo-se examinar um lado de cada vez. Realiza-se a abdução da coxa fletida. Em caso de displasia congênita do quadril nota-se um estalido no nível da articulação coxofemoral.
Sinal de Laségue	• Eleva-se o membro inferior estendido sobre a bacia. Essa manobra acarreta estiramento do nervo ciático e consequentemente dor em caso de compressão nervosa ou irritação meníngea.
Sinal de Bragard	• Promove-se a dorsiflexão do pé quando o membro inferior estiver elevado, provocando a exacerbação da dor em caso de lombociatalgia.

Caso Clínico 1

Identificação	• T.G.M., 2 anos e 4 meses de idade, sexo masculino, negro, natural e procedente da Cidade de São Paulo – SP, católico. Informante: mãe.
Queixa principal e duração	• Deformidade das pernas há 6 meses.
História pregressa da moléstia atual	• A mãe refere que a criança quando iniciou a marcha passou a apresentar deformidade progressiva de suas pernas que vem se acentuando há 6 meses. Descreve a alteração como um distanciamento dos joelhos, deixando as pernas tortas. Nega fator de melhora ou piora. Como sintomas associados diz que a criança parece sentir dor ao permanecer em pé, fazendo com que a mesma deambule muito pouco. • Procurou serviço médico onde foi prescrita medicação à base de cálcio, sem melhora. • Atualmente mantém a deformidade dos membros inferiores.
Interrogatório sintomatológico dos diversos aparelhos	• Nada digno de nota.
Antecedente pessoal	• Gestação e parto normais sem intercorrências; boa vitalidade ao nascer. Peso ao nascer: 3 kg. Estatura ao nascer: 50 cm.
Alimentação	• Não foi amamentado. Recebe leite de vaca pasteurizado acrescido de creme de arroz 200 mL seis vezes ao dia. Aceita muito pouco outros tipos de alimentos. Nunca recebeu suplemento de ferro e vitamínico.
Vacinação	• Atualizada.
Desenvolvimento neuropsicomotor	• Iniciou a marcha sem apoio aos 14 meses de idade; não tem controle esfincteriano; quase não brinca; sorri pouco.
Antecedente familiar	• Nada digno de nota.
Constituição familiar	• Pais e irmãos saudáveis.
Condições de moradia	• Casa de alvenaria, dois cômodos/quatro habitantes, com saneamento básico, bem arejada, pouco ensolarada. • A criança frequenta a creche desde o 4º mês de vida, local segundo a mãe pouco ensolarado.

Exame físico	• Peso: 10 kg. Estatura: 80 cm. FC: 100 bpm. FR: 24 irpm. • Palidez +/+4, afebril, acianótico, hidratado, anictérico, eupneico. • Cabeça e pescoço: apresenta fontanela bregmática aberta 1 x 1 cm de diâmetro e proeminência frontal. • Tórax: apresenta nódulos na junção costocondral na maioria dos arcos costais. • Pulmões: MV+ bilateralmente sem ruídos adventícios. • Coração: BRNF sem sopros. • Abdome: globoso, flácido, fígado a 2 cm RCD. • Genital: próprio do sexo masculino, sem alterações. • Osteomuscular: apresenta alargamento ósseo em punhos e cotovelos; presença de geno varo com angulação de 30º.
Diagnóstico sindrômico	• Disvitaminose.
Diagnóstico anatômico	• Esqueleto.
Comentários	• Trata-se provavelmente de raquitismo tipo carencial. A criança nunca recebeu suplementação vitamínica e pouco se expõe ao sol. Além disso, sua pele negra impede a ação dos raios UV na formação de vitamina D ao nível da pele. A vitamina D é responsável pela absorção de cálcio e fósforo em nível intestinal, íons essenciais para a adequada calcificação dos ossos. Em decorrência da deficiência vitamínica ocorrem as deformidades no arcabouço ósseo descritas no caso clínico: atraso no fechamento da fontanela, proeminência frontal, nódulos na junção costocondral (rosário raquítico), alargamento de epífises ósseas de ossos longos e geno varo.

Caso Clínico 2

Identificação	• L.R.S., sexo feminino, 24 anos de idade, branca, natural e procedente de Cabreúva – SP, solteira, católica, secretária.
Queixa principal e duração	• Dor nas juntas há 15 dias.
História pregressa da moléstia atual	• A paciente refere que há 15 dias vem apresentando dor em articulações dos dedos das mãos e punhos concomitante, acompanhada de calor local, rubor e edema. Não sabe referir o tipo de dor, mas classifica a intensidade como sendo 7 em escala de 0 a 10. Nega irradiação. • Como sintoma associado apresenta rigidez das regiões acometidas ao acordar e limitação dos movimentos. • Cita como fator de melhora da dor o uso de aspirina. Nega fator de piora. • Procurou atendimento médico no AMA, onde foi feito o diagnóstico de reumatismo e orientado manter o uso de aspirina. • No momento encontra-se com dor em região de punhos.
Interrogatório sobre os diversos aparelhos	• Refere que nos últimos 3 meses vem apresentando fadiga, astenia e febre esporádica.
Antecedente pessoal	• Nada digno de nota.
Antecedente familiar	• Nada digno de nota.
Alimentação	• Refere a ingestão em horários regulares de alimentos diversificados.
Vacinação	• Atualizada.
Condições de moradia	• Casa de alvenaria, quatro cômodos/seis habitantes, com saneamento básico, bem arejada e ensolarada.
Exame físico 	• Peso: 55 kg. Estatura: 160 cm. FC: 100 bpm. FR: 22 irpm. Temp.: 37,9°C. • Dispneica, corada, hidratada, anictérica, acianótica. • Membros e coluna: presença de edema, rubor e calor local em articulações de punhos e metacarpofalangianas, com dificuldade de movimentação (Figura 27.3). • Neurológico: sem alterações.
Diagnóstico sindrômico	• Síndrome artrítica.
Diagnóstico anatômico	• Articulações.

Comentários	• Trata-se de um processo inflamatório em articulações, provavelmente artrite reumatoide. A paciente inicialmente apresentou sintomas inespecíficos que já indicavam a presença de um processo inflamatório. O fato de o acometimento das articulações ser aditivo e a presença de rigidez matinal corroboram esse diagnóstico.

Caso Clínico 3

Identificação	• I.R.A., sexo feminino, 13 anos, branca, natural e procedente de São Paulo, católica, estudante.
Queixa principal e duração	• Está ficando torta há 1 ano.
História pregressa da doença atual	• A mãe refere que há 1 ano, durante o período de férias na praia, observou que a filha tinha uma deformidade no dorso que dificultava a utilização de roupa de praia. • Refere como sintomas associados dor em região de dorso, em coluna torácica, há 6 meses, caracterizada como tipo pontada, intensidade 6/10, sem irradiação, que piora com a deambulação e melhora com o repouso. • Nesse período procurou corrigir a postura da adolescente, sem sucesso, pois persistia a deformidade e a dor. • Nos últimos meses a deformidade vem se acentuando, com piora da dor à movimentação, comprometendo as suas atividades diárias.
Interrogatório sintomatológico dos diversos aparelhos	• Membros e coluna: vide HPMA.
Antecedente pessoal	• Nega patologias, traumas e cirurgias prévias.
Alimentação	• Refere boa aceitação alimentar.
Vacinação	• Atualizada.
Desenvolvimento neuropsicomotor	• Frequenta o 9º ano do ensino fundamental, com bom aproveitamento escolar.
Antecedente familiar	• Nada digno de nota.
Constituição familiar	• Pai: 50 anos de idade, contador, tem deformidade na coluna, sem vícios. • Mãe: 39 anos de idade, professora, saudável, nega hábitos e vícios. • Irmãos: uma irmã de 10 anos de idade, saudável.
Condições de moradia	• Casa de alvenaria, quatro cômodos/quatro habitantes, com saneamento básico, bem arejada e ensolarada.

Exame físico  	• Peso: 50 kg. Estatura: 155 cm. FC: 84 bpm. FR: 16 irpm. IMC: 20,8 kg/m². Temp.: 36,7ºC. • Membros e coluna: extremidades sem deformidades com musculatura normotrófica e normotônica. • Deformidade coronal da coluna torácica com convexidade à direita (Figura 27.4). • Triângulo do talhe assimétrico. • Assimetria das escápulas e da altura dos ombros (mais elevados à direita). • Na inclinação anterior observa-se gibosidade à direita da coluna torácica (Figura 27.5).
Diagnóstico sindrômico	• Deformidade coronal da coluna vertebral.
Diagnóstico anatômico	• Coluna vertebral.

Comentários	• Trata-se de uma deformidade decorrente de inclinação lateral da coluna torácica, a escoliose. Pode ser funcional ou estrutural. Na funcional, a estrutura da coluna encontra-se preservada, decorrente por exemplo da assimetria de membros inferiores ou de espasmo muscular transitório. Já na estrutural, a coluna desvia lateralmente e gira ao longo do seu eixo vertical, podendo ser causada por problemas neuromusculares, processo degenerativo da coluna ou congênito (decorrente de vértebras anormais).
	• Na maioria das vezes, a causa é desconhecida, chamada de idiopática. Essa condição é mais comum na adolescência (fase de crescimento mais acelerado) e no sexo feminino.
	• Uma história familiar positiva é um fator de risco importante para a escoliose idiopática na adolescência.
	• Os sinais que indicam a presença dessa anormalidade são:
	   – ombros ou quadris assimétricos;
	   – clavícula proeminente;
	   – tronco inclinando para o lado;
	   – ângulo toracobraquial mais acentuado (ângulo de talhe).
	• Essa alteração, além de efeitos estéticos, pode ser causa de dor em região toracolombar.

Bibliografia consultada

1. Barros Filho TEP, Lech O. Exame físico em ortopedia. 2ª ed. São Paulo: Sarvier; 2001.
2. Costa A, Sousa SG, Oliveira A. A escoliose em pediatria. Saúde Infantil. 2002;24(1):27-38.
3. Hoppenfeld S. Propedêutica ortopédica – coluna e extremidades. São Paulo: Atheneu; 2008.
4. Neves MC, Campagnolo JL. Desvios axiais dos membros inferiores. Rev Port Clin Geral. 2009;25:464-70.
5. Oliveira A. Deformidades da coluna de adolescentes. Nascer e crescer. 2011;20(3):197-200.
6. Porto CC, Porto AL. Semiologia Médica. 7ª ed. Rio de Janeiro: Guanabara Koogan; 2014.
7. Volpon JB. Semiologia ortopédica. Medicina Ribeirão Preto. 1996;29:67-79.
8. Volpon JB. Fundamentos de ortopedia e traumatologia. São Paulo: Atheneu; 2014.

CAPÍTULO 28

Semiologia Neurológica

Luiz Dalfior Junior • Maria Sheila Rocha

A avaliação neurológica realizada de forma correta nos auxilia a definir os três tipos de diagnósticos: sindrômico, anatômico e etiológico.

O exame físico neurológico deve ser sistematizado para evitar erros ou esquecimentos de alguma das etapas que devem ser cumpridas para uma correta avaliação dos pacientes.

A sugestão para início do exame físico neurológico seria, já no primeiro momento de interação, a avaliação do estado de consciência, definida como a capacidade de percepção do indivíduo e dos estímulos provenientes do meio ambiente, tanto do seu despertar, onde avaliamos a sua capacidade de manter-se alerta, como do seu conteúdo, na avaliação da capacidade cognitiva. Assim podemos, de acordo com as respostas fornecidas pelo paciente na anamnese, caracterizar o seu nível de consciência.

O próximo passo será a avaliação da fácies, onde as expressões faciais e o conjunto de características encontradas denotam determinadas patologias, como por exemplo nos pacientes com miastenia grave, Parkinson e outras de acometimento primário sistêmico, como doença de Cushing e hipotireoidismo.

A seguir, avalia-se a postura (atitude) do paciente, a qual pode ser adotada de forma consciente, como ocorre nos pacientes que adotam posição antálgica ou nos pacientes com cardiopatia congênita cianótica, que permanecem de cócoras para aliviar a dispneia por redução do *shunt* direita ➔ esquerda, ou inconsciente, como nos pacientes com Parkinson.

Deve-se, também, verificar a dominância manual através de atos como o da escrita.

A motricidade geral pode ser avaliada através da marcha, observada assim que o paciente entra em contato com o médico. Determinadas alterações neurológicas ou musculares podem ser reconhecidas e diagnosticadas pelas características da marcha (Figura 28.1).

O examinador deve solicitar ao paciente que realize determinados movimentos, como abrir e fechar a mão e a flexão do antebraço, e a esses movimentos opõe-se a força do examinador (Figura 28.2). O resultado deve ser registrado no prontuário médico do paciente, sendo uma das formas mais comuns a graduação, conforme a Tabela 28.1.

Tabela 28.1. Graduação da força muscular

Grau	Déficit de movimento
Grau 0	Ausência de movimento
Grau I	Discreta contração muscular com presença apenas de tônus muscular
Grau II	Movimento completo porém sem vencer a força da gravidade
Grau III	Movimentação contra a força da gravidade, sem sustentar o membro
Grau IV	Movimentação completa contra a gravidade e contra a força do examinador
Grau V	Força muscular normal

Para sensibilizar a prova ou avaliar casos em que há dúvida quanto à presença do déficit motor, podemos realizar as manobras de prova deficitária, como as dos braços estendidos (Figura 28.3), a de Mingazzini (Figura 28.4) e Barrè (Figura 28.5).

O tônus muscular é verificado por meio de inspeção, palpação das massas musculares e realização de movimentos passivos, onde a hipotonia permite maior movimento passivo que a hipertonia. A evolução e instalação do mesmo também deve ser anotada. A Tabela 28.2 traz alguns exemplos de etiologia de hipertonia e hipotonia.

Tabela 28.2. Exemplos de hipotonia e hipertonia

Hipotonia	Hipertonia
• Lesão cerebelar • Choque neurogênico • Coma	• Lesão de vias piramidais (espástica) • Lesão de vias extrapiramidais (plástica)

A avaliação dos movimentos involuntários requer atenção e observação para identificar parte desses movimentos. Muitos se originam de lesões das vias extrapiramidais e frequentemente podem ser encontrados associados a movimentos coreicos e distonias, tremores do Parkinson e distonias. Quando presente, devemos descrever sua amplitude, frequência e a sua relação com os movimentos voluntários. Exemplos desses movimentos são descritos na Tabela 28.3.

Tabela 28.3. Tipos de tremores e movimentos

Tremor de repouso	São mais proeminentes durante o repouso e reduzem ou cessam durante movimentos. São geralmente lentos e de grande amplitude. Podem ocorrer na doença de Parkinson
Tremor postural	Aparece quando a musculatura permanece em postura tônica e preferencialmente mantida. São movimentos finos, de baixa amplitude e alta frequência. Pode ocorrer no hipertireoidismo, em crises de ansiedade ou de caráter benigno
Tremor de intenção	São ausentes durante o repouso e apresentam piora durante o movimento e quando o alvo se aproxima
Tiques	São movimentos curtos, estereotipados e repetitivos
Coreia	São movimentos irregulares, curtos e rápidos e imprevisíveis. Podem ocorrer durante repouso e interromper movimentos normais. Geralmente face, pescoço, cabeça, membros e mãos são envolvidos
Atetose	São movimentos lentos, de torção e com grande amplitude. Geralmente envolvem a face e extremidades distais. Frequentemente estão associados a distonia
Distonia	São muito semelhantes à atetose, porém são grotescos e envolvem grandes partes do corpo, como tronco, pescoço e membros

Os reflexos são divididos em superficiais, cutaneoplantar (Figura 28.6) e sua anormalidade (Babinski: resposta em extensão do hálux – Figura 28.7) e cutaneo-abdominal (Figura 28.8) e profundos: bicipital (Figura 28.9), patelar (Figura 28.10), aquileu (Figura 28.11), tricipital (Figura 28.12) e estilobraquial (Figura 28.13). São examinados através da estimulação cutânea ou do complexo de Golgi tendíneo, através do uso do martelo de reflexos (Figura 28.14). A sua normalidade reflete a integridade da via piramidal. A sua intensidade pode ser classificada conforme a Tabela 28.4.

Tabela 28.4. Classificação dos reflexos proprioceptivos

0	Arreflexia
-	Hiporreflexia ou reflexo diminuído
+	Normorreflexia
++	Reflexos vivos
+++	Hiper-reflexia ou reflexos exaltados

A análise dos nervos cranianos (NC) é uma das partes mais importantes do exame físico neurológico. Esses se originam ou fazem conexão de forma direta ou indireta com o tronco cerebral, com exceção dos dois primeiros pares, que se conectam de forma direta com o córtex encefálico. A Tabela 28.5, resume a função de cada par craniano com seu respectivo nome.

Tabela 28.5. Pares de nervos cranianos

Nervo Craniano	Nome	Função
I	Olfatório	Olfato
II	Óptico	Visão e campo visual
III	Oculomotor	Esfíncter da pupila, movimentação extrínseca ocular
IV	Troclear	Movimentação extrínseca ocular
V	Trigêmeo	Sensibilidade da córnea, sensibilidade da face e motricidade da mandíbula
VI	Abducente	Movimentação extrínseca ocular
VII	Facial	Movimentos faciais, sensibilidade dos 2/3 anteriores da língua
VIII	Vestibulococlear	Audição
IX	Glossofaríngeo	Reflexo de náusea, movimentação do palato. Sensibilidade do terço posterior da língua
X	Vago	Inervação visceral, inervação do palato
XI	Acessório	Movimentação do ombro e pescoço (mm. platisma)
XII	Hipoglosso	Movimentação da língua

O exame do NC I é realizado ofertando substâncias conhecidas ao paciente (que deve estar de olhos fechados) para que seu odor seja reconhecido, como café, álcool ou outra substância.

O NC II deve ser examinado através do reconhecimento de palavras ou frases, solicitando a leitura dos mesmos, sendo cada olho examinado de forma individualizada. O campo visual deve ser testado de forma a confrontar o campo visual do paciente com o examinador. Dessa forma o paciente permanece com o olhar fixo e direcionado ao examinador e o mesmo testa o campo visual comparando com o seu. Cada olho deve ser examinado separadamente. Dessa forma podemos encontrar alterações do campo visual, conforme demonstrado na Figura 28.15.

A motricidade intrínseca ocular, ou motricidade da pupila, é avaliada por meio da resposta à estimulação luminosa pupilar com a presença de contração da pupila

por efeito direto sobre o olho estimulado e o consensual, por contração da pupila do olho contralateral através do estímulo por fibras do NC III. Assim observamos a ocorrência de contração simétrica da pupila, chamada de miose e isocoria. A dilatação da pupila é denominada midríase. A diferença de tamanho entre ambas, porém, mantendo o formato arredondado, é denominada de anisocoria (seja direita, seja esquerda) e a irregularidade do formato da pupila é denominada de discoria (Figura 28.16).

Os nervos cranianos III, IV e VI são responsáveis pela motricidade extrínseca ocular, que decorre da atuação em conjunto e harmônica de alguns grupos musculares como reto superior, inferior, medial e lateral, e os oblíquos inferior e superior (Figura 28.17). Dessa forma, a motricidade extrínseca é avaliada em cada olho separadamente com o paciente olhando ao horizonte e o examinador solicitando que o mesmo acompanhe algum objeto e desloque os olhos nos quatro quadrantes (superior direito e esquerdo, inferior direito e esquerdo, além do desvio lateral dos olhos). Durante essa movimentação, observaremos a simetria e amplitude de todo o movimento do globo ocular, sendo que as alterações serão anotadas. Em associação, o paciente relatará a ocorrência de diplopia (visão duplicada). As alterações da mobilidade ocular podem ser vistas na Figura 28.18.

O NC V possui uma raiz motora e outra sensitiva. A porção motora, quando lesada, causará atrofia da musculatura mastigatória, desvio da mandíbula para o lado da lesão, paresia ao realizar o trismo e dificuldade em lateralizar a mandíbula. A porção sensitiva (Figura 28.19) é responsável pela sensibilidade de toda a face (dividida em três raízes ditas V1, V2 e V3), onde a lesão poderá alterar a sensibilidade da face, cursando com hipoestesia. Também é responsável pela sensibilidade da córnea e deve ser testada durante uma das avaliações para diagnóstico de morte encefálica.

O NC VII inerva a musculatura responsável pela mímica facial, motricidade dos lábios, olhos e bochecha. Assim, para examiná-lo solicita-se ao paciente que sorria, abra e feche os olhos (inclusive sob resistência), inflar a boca, assobiar, enrugar a testa, franzir os supercílios e mostrar os dentes. Na paralisia facial ou prosopoplegia observamos lagoftalmia (permanência do olho aberto), dificuldade para sorrir, desvio labial e da face. Associado ao trajeto do NC VII, encontra-se o nervo intermédio ou nervo intermédio de Wrisber, que irá inervar os 2/3 anteriores da língua, responsável pela sensação gustativa, sendo analisado através do uso de soluções doces ou salgadas. A paralisia facial deve ser diferenciada quanto à origem da lesão, se central ou periférica (Figura 28.20).

O NC VIII (raiz coclear) deve ser avaliado com a diminuição progressiva da voz, uso da fala cochichada, atrito das polpas dos dedos próximo ao ouvido examinado e através da prova de Rinne. Essa prova é realizada com a aplicação do diapasão (após acionado) na região mastoide. Por um tempo o paciente ouvirá a vibração. Quando o paciente deixar de ouvi-la aproximaremos o diapasão ao conduto auditivo e a percepção do som ocorrerá (teste de Rinne positivo). Quando a transmissão óssea for mais prolongada (teste de Rinne negativo), afirmamos que existe uma deficiência auditiva de condução (Figura 28.21). A raiz vestibular deve ser avaliada através do sinal de Romberg, lateralização do corpo para o lado da lesão quando o paciente é posto de pé, com os pés juntos, havendo perda do equilíbrio. A presença do nistagmo, movimento bifásico e ritmado do globo ocular) chama a atenção para possível lesão da raiz vestibular, porém não sendo exclusiva dessa lesão. A prova calórica ou a prova rotatória podem também auxiliar no diagnóstico dessa lesão.

Os NC IX e X são avaliados em conjunto através da estimulação da gustação no terço posterior da língua, dificuldade de deglutição (disfagia), além da avaliação da motricidade e simetria do véu palatino (Figura 28.22), cujo desvio representará lesão ipsolateral do NC, desvio da parede posterior da faringe, saída de líquido pelo nariz durante a tentativa de deglutição e abolição do reflexo velopalatino. A lesão exclusiva NC X causará disfonia por alteração da inervação através do ramo laríngeo.

O NC XI será avaliado através da manobra de elevação do ombro ou sua incapacidade no caso de lesão e, também, através da rotação da cabeça por ação do músculo esternocleidomastóideo, com dificuldade para mobilização da cabeça para o lado lesado.

NC XII é avaliado por meio da análise da simetria da língua, presença de atrofia e de dificuldade de movimentação da mesma. Deve-se solicitar ao paciente que exteriorize a língua, notando-se possível desvio da mesma para o lado lesado, e force a face interna da bochecha, enquanto o examinador se opõe ao movimento pela face externa.

A fundoscopia é um exame que avalia a superfície da retina, os vasos que a compõem, as estruturas como região da mácula e disco óptico, além de lesões que possam aparecer nessas estruturas. É realizada através do uso do oftalmoscópio. Essa avaliação faz parte tanto do exame neurológico quanto do exame oftalmológico.

A sensibilidade deve ser pesquisada através da realização de estímulo tátil onde o paciente deverá permanecer de olhos fechados indicando a localização do estímulo, a intensidade do toque e a sua simetria. O teste pode ser feito com um pincel pequeno ou com algodão sobre a superfície cutânea, pesquisando os dermátomos (Figura 28.23). A sensibilidade dolorosa pode ser pesquisada através de um estilete rombo (Figura 28.24) e a térmica, através do uso de água morna e depois fria num algodão umedecido, ou com vidro ou tubo de ensaio. A sensibilidade vibratória (Figura 28.25) deve ser pesquisada através da aplicação de diapasão de 128 vibrações por segundo sobre as saliências ósseas. Devemos classificar a alteração da sensibilidade em hipoestesia (redução da sensibilidade), anestesia (ausência) ou hiperestesia (quando ocorre aumento da sensibilidade desproporcional ao estímulo). A sensibilidade cinético-postural deve ser pesquisada através do posicionamento de determinados membros ou articulações, também, com o paciente de olhos fechados, descrevendo qual a posição (Figura 28.26).

A coordenação motora auxiliará na avaliação das provas cerebelares. O paciente deve realizar a prova índex-nariz (Figura 28.27), onde se solicita ao paciente que encoste a ponta do seu dedo indicador na ponta do nariz com início da manobra após extensão completa do membro superior. O mesmo pode ser feito com os membros inferiores, através da prova calcanhar-joelho (Figura 28.28), onde o paciente, em decúbito dorsal, toca o joelho oposto com o calcanhar e desliza o pé até a crista tibial.

Devemos realizar também a prova dos movimentos alternados, onde solicitamos ao paciente que abra e feche as mãos, ou realize pronação e supinação das mãos (Figura 28.29), sensibilizando a prova com alternância dos movimentos, avaliando assim a diadococinesia, sendo denominada de eudiadococinesia a capacidade normal de realização dos movimentos ou disdiadococinesia, sua incapacidade.

A avaliação do equilíbrio estático pode ser realizada mantendo o paciente na postura ereta, pés juntos, olhando à frente. O paciente deve permanecer dessa forma por alguns segundos. Para sensibilizar a manobra podemos solicitar ao paciente que feche os olhos, retirando a interferência da visão sobre a correção de determinados distúrbios do equilíbrio. Em pacientes normais observamos leves oscilações ou ausência de alterações da postura, sendo descrita como manobra de Romberg NEGATIVA (Figura 28.30). Em pacientes com lesão da via da propriocepção consciente, como na neurossífilis, observamos queda a qualquer um dos lados, ou tendência preferencial a queda de um dos lados, como ocorre nas lesões vestibulares. Em ambas a manobra é dita manobra de Romberg POSITIVA.

No exame neurológico deve-se, também, pesquisar algumas manobras, tais como:

- Rigidez de nuca, presente em algumas doenças infecciosas do SNC ou mesmo de etiologia vascular, como pacientes com hemorragia subaracnóidea (HSA). Nesses pacientes existe uma resistência natural à mobilização passiva cervical, impossibilitando ou dificultando o movimento de flexão cervical (Figura 28.31);

- Laségue e Kernig: avaliam tanto a presença de sinais meníngeos quanto a possibilidade de radiculopatia. O sinal de Laségue (Figura 28.32) é a ocorrência de dor na face posterior do membro inferior quando se realiza a elevação do mesmo. O sinal de Kernig é a ocorrência da dor durante a extensão da perna após prévia flexão da coxa sobre a bacia (Figura 28.33)

Assim, completamos de forma objetiva o exame neurológico. Devemos ter em mente que caso necessário e de acordo com a suspeita diagnóstica, devemos nos aprofundar em determinadas provas para avaliações particulares, como provas para doenças neuromusculares ou uma bateria mais longa e completa para a avaliação do estado mental.

Caso Clínico

Identificação	• M.D.B., 47 anos de idade, masculino, branco, casado, advogado, brasileiro, natural e procedente da Cidade de São Paulo. Data de Realização da Anamnese: 15/01/2017
Queixa principal e duração	• Fraqueza no braço esquerdo e perna esquerda iniciada há 1 hora.
História pregressa da moléstia atual	• Paciente relata, com auxílio de sua esposa, que há 1 hora da admissão no pronto-socorro iniciou quadro de hemiparesia súbita, inicialmente no membro superior esquerdo (MSE), progredindo rapidamente para membro inferior esquerdo (MIE). A hemiparesia foi progressiva permanecendo hemiplégico por alguns minutos e durante o caminho ao hospital apresentou melhora parcial, chegando hemiparético no MSE. No MIE a hemiparesia permaneceu constante e limitou a deambulação, havendo necessidade de auxílio. Associado ao quadro a informante refere desvio de rima para o lado direito, além de alteração da fala com dificuldade para pronunciar certas palavras, por ora apresentando pronuncia ininteligível, com melhora parcial. Juntamente com hemiparesia apresentou hipoestesia tátil e dolorosa, além de parestesias também no dimídio esquerdo • Atualmente o quadro permanece estável
Interrogatório sintomatológico dos diversos aparelhos	• Apresenta-se visivelmente abalado e nervoso.

Antecedentes pessoais	• Fisiológicos
	  – Não soube relatar sobre a gestação
	  – Desenvolvimento psicomotor normal, sem apresentar dificuldade no aprendizado e na linguagem
	  – Não apresentou alterações no desenvolvimento sexual. Não soube relatar dados sobre puberdade e primeira relação sexual
	• Patológicos
	  – Nega alergias, traumatismos ou cirurgias. Nega transfusão sanguínea
	  – Relata ex-tabagismo. Fumou 30 maços/ano por 20 anos. Parou há 2 anos
	  – Hipertensão arterial sistêmica em tratamento medicamentoso com losartana e anlodipino, com controle otimizado
	• Vacinação
	  – Realizada conforme calendário vacinal, nega reações às vacinas
	• Alimentação
	  – Alimenta-se de refeições muito gordurosas e ingere muitos carboidratos

Antecedentes familiares	• Pais vivos portadores de hipertensão arterial. • Irmã hipertensa e diabética. • Histórico familiar de doença cerebrovascular, com pai apresentando acidente vascular cerebral isquêmico aos 45 anos de idade. • Nega histórico familiar de câncer.
Exame físico	• Peso: 90 kg. Estatura: 1,70 m. IMC: 30 kg/m². PA: 160/90 (mensurada no MSD com o paciente sentado). • Paciente encontra-se lúcido e orientado no tempo e no espaço. Chegou acompanhado da esposa que o auxilia na deambulação. Sua marcha possui movimentação normal no dimidio direito, porém apresenta claudicação à esquerda. • Pupilas isocóricas e fotorreagentes. Presença de paralisia facial de aspecto central à direita. Ausência de ptose palpebral. Ausência de lesão ou acometimento dos demais nervos cranianos. Ausência de rigidez de nuca. Provas de Lasègue e Kernig negativas. • Durante a avaliação da fala apresenta disartria. Ausência de afasia ou apraxia. • Apresenta hemiparesia desproporcionada em dimídio esquerdo, com força muscular grau III em MSE e grau IV em MIE. Tônus muscular levemente reduzido à esquerda. Provas dos membros estendidos e de Mingazzini positivas à esquerda. Provas do índex-nariz, calcanhar-joelho e dos movimentos alternados negativa. Presença de hiporreflexia à esquerda ao testar os reflexos bicipital, tricipital, patelar e aquileu. Reflexo cutaneoabdominal normal. • Durante avaliação da sensibilidade notou-se sensibilidade dolorosa reduzida à esquerda de forma simétrica, redução da sensibilidade tátil. Sensibilidade vibratória testada com diapasão resultou normal. • O exame físico geral e dos demais sistemas não foi relatado no caso acima, por não fazer parte do escopo do capítulo.
Diagnóstico sindrômico	• Síndrome do VII par craniano. Síndrome vascular. Síndrome sensitiva.
Diagnóstico anatômico	• Lesão isquêmica em território vascular encefálico (artéria cerebral média à direita).
Comentários	• Trata-se de uma síndrome neurológica de instalação súbita, caracterizada por comprometimento motor esquerdo, em indivíduo obeso, hipertenso, com antecedente familiar de doença vascular. • Os sinais clínicos de hemiparesia desproporcionada em dimídio esquerdo com redução da força muscular (prova dos membros estendidos e de Mingazzini positivas à esquerda; presença de hiporreflexia à esquerda ao testar os reflexos bicipital, tricipital, patelar e aquileu) e alteração do tônus muscular e da sensibilidade indicam comprometimento encefálico à direita. • Presença de paralisia facial de aspecto central à direita revela comprometimento do sétimo par craniano.

- A disartria indica acometimento do córtex cerebral direito.
- Provas do índex-nariz, calcanhar-joelho e dos movimentos alternados negativas demonstram o não comprometimento de vias cerebelares.

Bibliografia consultada

- Porto CC, Porto AL, et al. Semiologia médica. 7ª ed. Rio de Janeiro: Editora Guanabara Koogan; 2014. p. 1190-1214.
- Bickley LS, Szilagyi PG, Bates B, et al. Guide to physical examination and history taking. 11th ed. Philadelphia: Wolters Kluwer Lippincott Williams & Wilkins; 2013. p. 700-739.
- Bradley WC Jankovic J, Daroff R, et al. Bradley's Neurology in clinical practice. 6th ed. Philadelphia: Elsevier; 2012. p. 4-9.

CAPÍTULO 29

Semiologia Proctológica

Laercio Robles

O correto diagnóstico é o princípio básico para que se possa instituir terapia adequada e obter sucesso no tratamento das doenças.

Afecções que acometem o reto e ânus são de alta prevalência, tornando o exame proctológico um conhecimento semiológico fundamental para todos os médicos, visto que a correta propedêutica permite, por si só, a realização do diagnóstico de patologias de grande importância clínica e epidemiológica.

O exame proctológico deve ser realizado sempre que o paciente apresentar sintomas que possam estar relacionados a estes órgãos, como também para indivíduos assintomáticos que pertençam a grupos de risco para câncer colorretoanal, como no caso apresentado a seguir, do paciente que tinha em sua história familiar a mãe e dois irmãos, todos com menos de 50 anos, com neoplasia colorretal.

É importante ressaltar que o exame geral do doente e, em particular, o exame do abdome e das regiões inguinais, deve preceder o exame proctológico propriamente dito.

Apesar da abundância de métodos instrumentais de alta tecnologia, a semiologia, através da história clínica e do exame físico, não perdeu sua importância, mantendo-se como o primeiro e, muitas vezes, o único exame necessário para o estabelecimento de um diagnóstico preciso, uma vez que grande parte destas doenças é visível ou palpável.

As hemorroidas e seus sintomas são uma das aflições mais comuns no mundo ocidental, por isso pacientes que sofrem de sintomas relacionados ao ânus frequentemente supõem, incorretamente, que suas queixas são devidas a esse diagnóstico. Portanto, a tomada da história apenas não leva a diagnósticos anais precisos.

Em geral, a baixa familiaridade dos médicos, não coloproctologistas, com o exame físico proctológico, faz com que esta afirmação ainda prevaleça, ocasionando muitas vezes danos irreparáveis à saúde do paciente, como pode ser observado no caso clínico relatado posteriormente.

O exame proctológico completo consiste na sequência abaixo:

1	Exame perianal (inspeção estática e dinâmica)
2	Exame digital (palpação, toque retal)
3	Anuscopia
4	Exame retossigmoidoscópico

O atendimento em ambulatórios assistenciais gerais frequentemente encontra restrições de espaço e baixa disponibilidade de material, entretanto, havendo uma maca, é possível realizar minimamente a inspeção e palpação, o que já possibilita suspeita diagnóstica ou até diagnóstico de certeza de mais de uma dezena de patologias.

Quando há indicação, mas há impossibilidade de realização do exame proctológico completo, este deve ser realizado em consulta posterior, com o especialista.

Técnica do exame

O exame proctológico deve ser realizado de forma sistematizada de acordo com um plano definido, e o que foi visto ou palpado deve ser meticulosamente descrito, como preconizado para todos os exames realizados.

Antes de iniciar o exame deve-se explicar ao paciente de que forma será realizado, dando uma ideia da sequência, o que ele deve esperar do exame, com o intuito de obter o máximo de relaxamento e cooperação, e antes de cada etapa deve ser explicado o que será feito.

É aconselhável que durante todo o tempo do exame esteja presente um acompanhante e/ou técnico de enfermagem.

Exame perianal (Inspeção)

Área sacrococcígea, nádegas e períneo são examinados, bem como a região perianal.

Deve ser realizado afastamento suficiente das nádegas e dos bordos do orifício anal para que não só a borda anal, mas a maior parte do canal anal possa ser vista. Em situações propícias, a inspeção pode permitir a visualização até a linha pectínea.

A inspeção, realizada desta forma, permite o diagnóstico de grande número de condições, podendo fornecer de imediato informações preciosas e cerca de 13 diagnósticos diferentes, sem a ajuda de quaisquer instrumentos (Quadro 29.1).

> ### Quadro 29.1. Inspeção perianal
>
> - Sujidade – devida a incontinência, impactação fecal ou falta de higiene
> - Descarga ou perda fecal
> - Dermatite ou evidência de prurido, como escoriações
> - Infestações externas, como piolhos e vermes
> - Lesões verrucosas de condiloma acuminado, papilomavírus humano (HPV)
> - Plicas de pele, incluindo um "plicoma-sentinela" abaixo de uma fissura anal
> - Protuberância de hemorroidas externas
> - Tumoração tensa de um hematoma perianal ("hemorroida trombosada" é um termo impróprio)
> - Abaulamento e vermelhidão de um abscesso perianal ou espaço isquiorretal
> - Múltiplos abscessos e orifícios superficiais da hidradenite supurativa
> - Orifício externo de uma fístula anal
> - Mucosa exposta (pode ser devida a prolapso de hemorroidas, prolapso da mucosa ou eversão causada por uma operação anterior)
> - Cicatrizes de cirurgias anteriores
> - Lesões dermatológicas – qualquer tumor ou outra doença da pele também pode afetar esta área
> - Carcinoma escamoso, que pode ocorrer no períneo ou no canal anal

Importante: Qualquer lesão suspeita necessita ser biopsiada (deve-se lembrar que a drenagem linfática do períneo e do canal anal se dá para os linfonodos inguinais).

Exame retal digital (Palpação)

A luva deve ser bem lubrificada. O dedo indicador deve ser inserido com a maior dimensão, que é a sua largura, paralela ao eixo anteroposterior, que corresponde ao maior diâmetro do canal anal. Isto é especialmente importante se houver uma lesão anal dolorosa. A pressão suave e constante aplicada no eixo do canal anal, na direção do umbigo, relaxará o esfíncter.

O comprimento médio do dedo indicador a partir do sulco interdigital é de cerca de 7,5 cm, entretanto o nível atingido variará com a compleição física do paciente e o grau de relaxamento, podendo atingir a profundidade de cerca de 10 cm. Com o paciente inclinado para baixo, lesões ainda mais altas podem ser palpadas.

Deve-se analisar a ponta do dedo do examinador à retirada, para a presença ou ausência de sangue, muco ou pus, bem como cor e características das fezes.

Amostras fecais também podem ser testadas quanto à presença de sangue oculto.

As informações obtidas no exame digital são vistas no Quadro 29.2.

Quadro 29.2. Palpação digital da região anal

- Tonicidade do esfíncter – grau de relaxamento, espasmo ou estenose
- Área com tensão diminuída ou irregularidade – devida a fissura anal ou úlcera
- Abertura interna de uma fístula
- Cicatriz de procedimento cirúrgico prévio
- Papila hipertrofiada
- Carcinoma

Determinadas situações e estruturas são mais bem avaliadas por um exame bidigital ou bimanual, entre o dedo na ampola retal e o polegar ou mão colocada externamente, auxilia bastante no exame, como:

- Cóccix
- Endometriose, onde o septo retovaginal é frequentemente envolvido e mais bem detectado por um exame bidigital (retovaginal)
- Retocele, examinando-se a condição da região posterior da parede vaginal
- Massa intraperitoneal pélvica, quando deve ser realizado exame retal associado a palpação abdominal

Exame Anuscópico

Além do exame pela retração das nádegas e da região perianal, um exame mais detalhado pode ser realizado com o anuscópio tubular ou ranhurado, o canal anal pode também ser examinado durante a retirada do retossigmoidoscópio. As condições detectadas podem ser vistas no Quadro 29.3.

Quadro 29.3. Achados na Anuscopia

- Hemorroidas internas
- Abertura interna de uma fístula, uma gota de pus pode ser expressa no canal anal por pressão sobre o períneo
- Fissura ou úlcera anal
- Condilomas intra-anais
- Carcinoma, ou carcinoma escamoso de canal anal ou adenocarcinoma que se estende distalmente do reto

Exame Retossigmoidoscópico

Além de sua importância no diagnóstico de câncer, o exame retossigmoidoscópico rígido é altamente acessível e muito útil no diagnóstico de outras condições (Quadro 29.4), sendo fundamental a descrição morfológica da lesão, bem como sua distância da borda anal.

Quadro 29.4. Retossigmoidoscopia

- Colites
- Proctites
- Pólipos
- Carcinoma
- Intussuscepções
- Torções intestinais
- Abaulamentos provocados por compressões de massas extrínsecas
- Infiltrações tumorais de órgãos adjacentes

Posicionamento do Paciente

O bom posicionamento do paciente tornará o exame muito mais fácil e eficaz.

Se a posição lateral for utilizada (Sims) (Figura 29.1), o paciente é colocado obliquamente sobre a mesa, no seu lado esquerdo, com as nádegas cerca de 10 cm para fora da borda da mesa, de modo que haja espaço para manipular o instrumento em todos planos.

Os quadris são flexionados totalmente e os joelhos a 90 graus. O ombro mais alto é posicionado caído para a frente e é solicitado ao paciente que relaxe tanto quanto possível, enquanto respira suavemente com a boca aberta. Ele é informado de todas as sensações possíveis antes que ocorram, como uma sensação de plenitude retal, de urgência e de cólicas abdominais.

A posição Sims é especialmente referida como bem tolerada por pacientes idosos, debilitados ou com problemas ortopédicos em membros inferiores ou quadril. Certamente é mais confortável do que a posição genupeitoral (James Marion Sims – 1813–1883).

Muitos examinadores preferem a posição genupeitoral (Figura 29.2), que pode tornar a passagem pela angulação do sigmoide mais fácil, retificando a alça do sigmoide.

É possível realizar o exame proctológico na posição de litotomia também, entretanto esta posição parece ser menos tolerada, gerando maior constrangimento para o paciente (Figura 29.3).

Descrição dos achados

A localização dos achados anais é descrita por analogia com um relógio, com o "12" localizado em posição superior e o "6" na posição inferior. Devendo ser descrita, também, a posição em que o paciente foi examinado (Figura 29.4).

Sintomas de alarme nas doenças colorretoanais:

- Mudança no hábito intestinal, como diarreia, constipação ou afilamento das fezes, que dura mais de alguns dias;
- Sensação de evacuação incompleta;
- Sangramento retal com sangue vermelho brilhante;
- Sangue nas fezes, o que pode fazer as fezes parecerem escuras;
- Cólicas ou dor abdominal;
- Fraqueza e fadiga;
- Perda de peso involuntária.

Deve haver um alto índice de suspeita na presença de um ou mais destes sintomas, destacando-se a grande importância do exame físico proctológico.

Semiologia Proctológica 269

Caso Clínico

Identificação	• J.A.S., 58 anos, sexo masculino, branco, casado, vendedor, natural da Bahia e procedente de São Paulo, católico
Queixa principal e duração	• Sangramento anal há cerca de 1 ano
História pregressa da moléstia atual	• Paciente informa que, há aproximadamente 1 ano, vem notando a presença de sangue vermelho vivo em pequena quantidade nas fezes, de início apenas quando eliminava fezes ressecadas, mas com o passar de cerca de 4 meses, o sintoma foi aumentando de frequência e aparecia mesmo com evacuação de fezes pastosas e macias, sem fatores de melhora e de piora.
	• Em associação relata dor abdominal desencadeada pela evacuação, do tipo cólica, intensidade 6/10, em andar inferior do abdome, melhora com o uso de analgésico, negando fator de piora.
	• Procurou assistência médica, tendo recebido orientações higieno-dietéticas e o diagnóstico de hemorroidas (sic). Buscou atendimento novamente com o mesmo médico após 2 meses, pois evoluiu sem melhora da sintomatologia inicial e começou a apresentar tenesmo e perda de peso, cerca de 3 kg neste período, correspondendo a 3,6% de perda de peso corporal. Nesta ocasião foi encaminhado ao ambulatório de especialidades para realização de "exame do reto".
	• Em consulta com o coloproctologista, 10 meses após o início da sintomatologia, apresenta-se emagrecido, com perda de cerca de 8 kg desde o início dos sintomas (9,6% de perda de peso corporal), astenia, hematoquezia e tenesmo.
Interrogatório sintomatológico dos diversos aparelhos	• Refere perda de 8 kg nos últimos 6 meses (9,6% de perda de peso corporal). • Apresenta adinamia e astenia. • Restante dos sistemas sem queixas.

Antecedentes pessoais	• Patológicos:
	  – Relata doenças próprias da infância
	  – Hipertensão arterial leve e diabetes
	  – Nega doenças sexualmente transmissíveis
	  – Nega outras doenças.

Antecedentes familiares	• **Pai:** falecido de acidente vascular cerebral aos 60 anos de idade, • **Mãe:** falecida de câncer de intestino aos 45 anos de idade. • Além disso, tem dois irmãos com câncer de reto diagnosticados aos 35 e 40 anos de idade, ambos operados.

Hábitos e estilo de vida	Tabagista há 45 anos (30 maços/ano), etilismo (12 latas de cerveja aos finais de semana há cerca de 20 anos). Condições regulares de moradia. Alimenta-se basicamente de carnes, carboidratos, com baixa ingesta de frutas, verduras e legumes.
Exame físico 	• REG, lúcido e orientado, pouco tenso, fácies atípica, hipocorado +/+4, hidratado, anictérico, acianótico • Pele e TCSC: ausência de edemas, panículo adiposo aumentado em abdome • Pressão arterial: 140 x 90 mmHg. Pulso radial: 80 bpm. Frequência respiratória: 20 ipm. Temperatura axilar: 36,7°C • Peso: 75 kg. Altura: 1,69 m. IMC: 26,26 kg/m^2 • Abdome: levemente globoso, flácido, simétrico, indolor à palpação superficial e profunda. Ausência de circulação colateral. Ausência de massas palpáveis. Ausência de adenomegalia inguinal. Timpanismo abdominal e ruídos hidroaéreos exacerbados. • Exame proctológico: inspeção anal e perineal sem anormalidades; palpação do canal anal e reto com tonicidade esfincteriana normal; presença de tumor circunferencial a cerca de 5 cm da borda anal, com extensão além do limite do dedo do examinador, de consistência endurecida, friável, fixa em relação aos planos adjacentes, comprometendo toda a circunferência. Presença de sangue em luva à retirada do dedo examinador. Anuscopia: introduzido anuscópio até cerca de 5 cm da borda anal, onde se nota presença de sangue vivo na luz e tumor ulcero-vegetante a cerca de 2 cm da linha pectínea, friável ao toque do aparelho, endurecido, não permitindo a progressão além de 5 cm da linha pectínea. Realizadas biópsias • Retossigmoidoscopia: não realizada devido ao diminuído diâmetro da luz em região tumoral (Figura 29.5)
Diagnóstico sindrômico	• Síndrome neoplásica
Diagnóstico anatômico	• Reto
Discussão do caso	• No caso apresentado pode-se verificar que o paciente apresentava uma alteração do hábito intestinal com tenesmo e sangramento, mesmo com exonerações de fezes macias e, ainda, a associação com perda de peso sem relação com redução da ingesta alimentar. Associado a isso, destaca-se a história familiar bastante sugestiva de doença hereditária. • Ressalta-se ainda a importância, como previamente exposto, da necessidade de se realizar ao menos a inspeção e o exame digital do reto e canal anal em qualquer nível de atenção à saúde que se trabalha, visto que os diagnósticos sindrômico e anatômico poderiam ter sido estabelecidos ainda na atenção primária, com encaminhamento priorizado ao especialista por tratar-se de suspeita de tumor de reto distal e não doença hemorroidária..

Bibliografia consultada

- Campos FGCM, Regadas FSP, Pinho MSL. Exame Proctológico – Preparo e Técnica. In: Tratado de Coloproctologia. Rio de Janeiro: Editora Atheneu; 2012. p. 65-68
- Ferlay J, Soerjomataram I, Ervik M, Dikshit R, Eser S, Mathers C, et al. GLOBOCAN 2012 v1.0, Cancer Incidence and Mortality Worldwide: IARC Cancer Base No.11. Lyon, France: International Agency for Research on Cancer; 2013.
- Gebbensleben O, Hilger Y, Rohde H. Patients` views of medical positioning for proctological examination. Clinical and Experimental Gastroenterology. 2009;2:133-8
- Gordon PH, Nivatvongs S. Principies and practice of surgery for the colon, rectum and anus. 3rd ed. New York/London: Informa Health Care USA, Ink; 2007. p. 69-74.
- Hans GK, Gebbensleben O, Hilger Y, et al. Relationship between anal symptoms and anal findings. Int J Med Sci. 2009;6(2):77-84.
- Lockhart-Mummery HE. Non-venereal lesions of the anal region. Brit J Vener Dis. 1963;39:15-7. [PMC free article] [PubMed].
- MacLeod JH. The proctologic examination – a guide. The Western Journal of Medicine. 1970;7-11
- Sobrado CW, Correa Neto IJF. Exame proctológico: quando e como realizar. In: Manual de doenças anorretais – aspectos práticos. São Paulo: Office Editora; 2013. v. 1, p. 403-15.

CAPÍTULO 30

Semiologia do Sistema Vascular Periférico

Marcelo Calil Burihan

A doença arterial obstrutiva periférica (DAOP) ocorre em consequência a um estreitamento ou obstrução das artérias, com diminuição da perfusão sanguínea dos membros e consequentemente lesão de nervos, músculos e outros tecidos em médio e longo prazos.

Acomete predominantemente os membros inferiores de indivíduos do sexo masculino, na faixa etária acima de 55 anos de idade. A maioria dos acometidos é assintomática, retardando assim o diagnóstico precoce da doença, daí a importância da anamnese e do exame físico detalhados do aparelho vascular.

A entrevista do paciente e a exploração clínica fornecem subsídios suficientes para a suspeita de isquemia periférica (Quadro 30.1).

A descrição da duração da dor, de sua localização e intensidade, bem como a distância percorrida em que se inicia a dor ao deambular caracterizam a doença.

Quadro 30.1. Sintomas relacionados a DAOP

Queixas dos pacientes com DAOP

- Dormência em pododáctilos, pés ou pernas
- Dor à deambulação no plano – claudicação (mancar)
- Perda motora
- Rigidez muscular
- Dor em repouso
- Alterações de pele
- Impotência sexual

Deve-se investigar as mudanças que ocorrem com o passar dos meses ou dias e tentar relacionar o quadro álgico com a atividade física.

Os antecedentes de revascularização, seja dos membros inferiores, coronárias, do segmento aortoilíaco ou da carótida, devem ser interrogados, assim como a presença de aneurismas da aorta, doenças cardíacas, cerebrais e renais.

Fatores de risco

O tabagismo, a hipertensão arterial, a dislipidemia e o diabetes *mellitus*, são fatores de risco mais prevalentes na origem e progressão da placa de ateroma na parede arterial.

Na isquemia avançada o quadro clínico acentua-se com (ver Quadro 30.2):

- Flictenas
- Paresia, paralisias ou anestesia total
- Musculatura extremamente dolorosa
- Edema e rigidez
- Palidez ou cianose fixa
- Enchimento venoso e capilar muito retardado

Normalmente esses casos ocorrem nas tromboses arteriais sem circulação colateral ou nas embolias.

Quadro 30.2. Sinais clínicos dos pacientes com DAOP

- Palidez em decúbito horizontal
- Acentuação da palidez com a elevação do membro
- Colabamento das veias superficiais com a elevação do membro
- Acentuação do rubor quando do membro pendente
- Hiperemia reativa antes dos 10 segundos
- Retardo variável no enchimento venoso
- Atrofia da pele
- Deformidade ungueal
- Perda de pelos
- Alteração da coloração da pele
- Edema postural
- Lesão trófica
- Ausência de pulsos à palpação ou presença de frêmitos
- Sopro à ausculta das artérias

Duas classificações são importantes no discernimento da doença aterosclerótica obstrutiva periférica, a Classificação de Fontaine e a Classificação de Rutherford.

A Classificação de **Fontaine** divide a DAOP em:

Grau I	Pacientes assintomáticos
Grau II	A: Claudicação para mais de 100 metros
	B: Claudicação para menos de 100 metros
Grau III	Dor ao repouso
Grau IV	Lesão trófica

A Classificação de Rutherford demonstra a DAOP em graus e categorias assim distribuídas:

Grau 0	**Categoria 0:** assintomático
Grau I	**Categoria 1:** claudicação intermitente leve;
	Categoria 2: claudicação intermitente moderada
	Categoria 3: claudicação intermitente grave
Grau II	**Categoria 4:** dor ao repouso
	Categoria 5: lesão trófica menor (perda tecidual pequena)
	Categoria 6: lesão trófica maior (perda tecidual grande)

Vale a pena ressaltar que, além da palpação de pulsos, é extremamente importante observar a presença de pelos nas pernas e nos pés, unhas quebradiças, rachaduras, descamações em pés e lesões tróficas, inclusive interdigitais.

A temperatura do membro, coloração e sua perfusão são relevantes na complementação do exame físico. Membros frios, pálidos e com perfusão retardada indicam comprometimento arterial. O reenchimento venoso quando da elevação, seguido da posição pendente do membro, também é um método a ser considerado. O teste da hiperemia reativa, quando se faz a pendência da perna e observa-se sua perfusão, é necessário para complementação diagnóstica. Um atraso de mais de 10 segundos na adequação da perfusão denota processo obstrutivo (Figura 30.1).

Em casos de DAOP, além dos dados da anamnese e do exame físico anteriormente citados, faz-se necessária a realização de do Índice Tornozelo-Braço (ITB) (Figura 30.2), o qual é uma medida da divisão da pressão sistólica do tornozelo (medida da pressão na artéria pediosa ou na tibial posterior) pela pressão sistólica de uma das artérias braquiais (normalmente aquela com melhor pulsatilidade).

Medidas do índice tornozelo-braquial:

- \> 1,0 normal
- 0,4 a 0,8 claudicação incapacitante
- 0,2 a 0,4 dor ao repouso
- 0,1 a 0,4 úlcera a gangrena
- < 0,1 ou inaudível: isquemia aguda

Caso Clínico

Identificação	• A.G.D., 65 anos, sexo masculino, carteiro, casado, católico, natural e procedente de São Paulo.
Queixa principal e duração	• Dor em perna direita há 3 meses.
História pregressa da moléstia atual	• Refere que há 3 meses iniciou quadro de dor tipo queimação, intensidade 5 em escala de 0-10, em região posterior de coxa direita ao deambular 500 metros no plano, sem irradiação, que melhora ao repouso e piora ao tentar deambular com maior velocidade. • Relata como sintoma associado a perda de pelos nas pernas nesse período. • Com o passar dos meses, houve piora do quadro, com acentuação da dor em coxa direita (7/10), com irradiação para o glúteo ipsolateral ao andar menos de 50 metros, além de notar uma certa friabilidade no membro. • Procurou serviço médico sendo prescrito anti-inflamatório, sem melhora, com necessidade de consulta com cirurgião vascular.
Interrogatório sintomatológico dos diversos aparelhos	• Refere borramento da visão bilateral; tosse produtiva crônica com expectoração esbranquiçada e uma rarefação de pelos nos membros inferiores, além de impotência sexual há 2 anos.
Antecedentes pessoais	• Hipertensão arterial há 5 anos em uso de propranolol 40 mg duas vezes ao dia e hidroclorotiazida 25 mg pela manhã. • Diabético há 10 anos em uso de cloridrato de metformina 500 mg antes do café da manhã, antes do almoço e antes do jantar.
Antecedentes familiares	• **Pai:** faleceu aos 50 anos de idade de infarto do miocárdio. • **Mãe:** faleceu aos 70 anos de idade em decorrência de complicações diabéticas, tendo sido submetida aos 50 anos de idade a amputação de perna esquerda.
Hábitos e estilo de vida	• Tabagista há 40 anos, consumindo dois maços de cigarro ao dia.
Exame físico	• BEG, corado, hidratado, eupneico, acianótico, anictérico e contactuante, estando orientado no tempo e espaço. • Peso 110 kg e altura 1,70 m. IMC: 38,06 kg/m². • PA: 130 x 90 mmHg aferida no membro superior esquerdo com o paciente sentado. • FC: 80 bpm, rítmico em pulso radial direito. FR: 16 irpm. Temp. ax.: 37°C. • À ausculta da carótida esquerda verificava-se sopro holossistólico e frêmito à palpação.

- À ausculta cardíaca apresentava bulhas rítmicas, normofonéticas, em dois tempos, sem sopro. Na ausculta pulmonar havia roncos em bases.
- Quanto ao exame físico dos membros, todos os pulsos de ambos os membros superiores eram palpáveis; já em relação aos membros inferiores, não apresentava pulsos palpáveis em membro inferior direito e somente pulso femoral ++/4+ à esquerda.
- A perfusão era normal no pé esquerdo, com diminuição da temperatura e palidez principalmente nos dedos à direita. Ao elevar os membros inferiores o tempo de reenchimento venoso à direita estava muito retardado em comparação ao membro contralateral. Não havia lesão trófica, mas evidenciava-se rarefação de pelos.
- O paciente foi submetido à mensuração do índice tornozelo-braquial, cujo resultado apresentava-se em torno de 0,6 à esquerda e 0,3 à direita.

Diagnóstico sindrômico
- Doença arterial obstrutiva periférica.

Diagnóstico anatômico
- Doença aortoilíaca.

Comentários

- A doença aterosclerótica é uma patologia de manifestação sistêmica. Pode acometer os diferentes segmentos arteriais, desde as artérias carótidas, coronárias, aorta e artérias periféricas tanto dos membros inferiores quanto dos membros superiores.
- Por se tratar de uma doença sistêmica, o exame físico vascular do sistema arterial tem que ser o mais completo possível. A palpação de todos os pulsos, carotídeos, de membros superiores e inferiores e da aorta se faz necessária. A ausculta das artérias também é de grande valor no diagnóstico das estenoses, como evidenciado no caso clínico descrito em que havia sopro e frêmito em carótida.
- A diferenciação da intensidade dos pulsos e a presença de frêmito devem ser descritas. Normalmente se faz a diferenciação em cruzes quanto à presença do pulso e sua intensidade, podendo variar de uma a quatro cruzes.
- O discernimento do aumento da amplitude do pulso também se faz necessário para a suspeita da presença de aneurismas. Desta forma, deve-se descrever a presença de pulsos, a intensidade, a presença de frêmitos ou sopro à ausculta. Necessariamente devem ser palpados os pulsos carotídeos, axilar, braquial, radial, ulnar, aorta abdominal, femoral, poplíteo, pedioso e tibial posterior, conforme demonstrado nas Figuras 30.3 a 30.6.
- No membro inferior, a doença aterosclerótica obstrutiva periférica (DAOP) pode levar a claudicação, lesões tróficas menores ou gangrenas extensas de membros. É definida como a privação de fluxo sanguíneo adequado para o suprimento do membro.

- A incidência da DAOP vem crescendo em frequência devido ao aumento da idade da população e à doença cardiovascular aterosclerótica.
- Na identificação do paciente alguns dados são relevantes na DAOP, visto ser mais frequente em homens e apresentando um aumento da incidência com a idade de 1% dos 35 aos 44 anos e 6% nos maiores de 65 anos.
- A obstrução da artéria nativa pode ocorrer por trombose *in situ* (aterosclerótica), trombose por estados de hipercoagulabilidade, doenças inflamatórias arteriais (arterites), tromboses de aneurismas, encarceramento e doença cística adventicial de poplítea.
- A aterosclerose é o substrato etiopatogênico de mais de 95% das arteriopatias periféricas, sendo progressiva e sistêmica, o que compromete o prognóstico em médio e longo prazos destes pacientes.
- Em relação à fisiopatologia da doença obstrutiva periférica, vários são os fatores que influenciam essa doença:
    - local de obstrução: a gravidade da DAOP depende diretamente do diâmetro da artéria obstruída;
    - circulação colateral: quanto mais lenta a obstrução, maior é o desenvolvimento da circulação colateral, tanto em grau quanto em extensão;
    - extensão da trombose: pode haver propagação distal e proximal do trombo, levando, também, a oclusão de ramos e colaterais. Quanto maior o tempo de estase do sangue, maior será a trombose secundária (aposição);
        - trombose venosa associada;
        - condições hemodinâmicas do paciente: alterações hemodinâmicas como choque, hipotensão, insuficiência cardíaca e arritmias agravam a isquemia;
        - espasmo arterial;
        - resistência do tecido à isquemia: normalmente o sistema nervoso periférico e a musculatura esquelética entram em sofrimento a partir de 4 a 6 horas de isquemia. A própria parede arterial tem sua alteração em 24 horas de ausência de oxigenação. A pele, o subcutâneo, os ossos e cartilagens suportam até 24 a 48 horas de restrição de fluxo.

Bibliografia consultada

- Brito CJ, Duque A, Loureiro E, et al. Cirurgia vascular: cirurgia endovascular, angiologia. 3ª ed. Rio de Janeiro: Revinter; 2014. 2v
- Brum OF, Bernardini EMT, Salles EF. Angiologia básica. São Paulo: Fundação BYK; 1995. 295 p.
- Johnston KW, ed. Rutherford's vascular surgery. 8th ed. Philadelphia: Elsevier; 2014. 2v.
- Lane JC, Bellen BV. O exame do paciente vascular. São Paulo: Fundação BYK; 1995. 187 p.
- Maffei FHA, Yoshida WB, Rollo HA, et al. Doenças vasculares periféricas. 5ª ed. Rio de Janeiro: Guanabara Koogan; 2016. 2v.

Glossário

Abstinência	Ato de privar-se de algo (p. ex., álcool, fumo, droga ilícita)
Alucinações	Percepção de um objeto que se encontra ausente
Amnésia	Perda da memória
Anorexia	Perda ou ausência do apetite
Anúria	Redução acentuada ou ausência do volume urinário
Astenia	Sensação de fraqueza
Claudicação	Dor à deambulação
Climatério	Período de presença de ciclos menstruais irregulares, sensação de ondas de calor pelo corpo que antecede a menopausa (última menstruação)
Colúria	Urina de coloração escura
Compulsão	Comportamentos repetitivos na tentativa de provocar ou impedir algo
Diplopia	Visão dupla
Disfagia	Dificuldade para deglutir
Dismenorreia	Menstruação dolorosa
Dispareunia	Dor à relação sexual da mulher
Dispepsia	Desconforto epigástrico
Dispneia	Falta de ar
Disúria	Dor à micção
Enterorragia	Eliminação de sangue "vivo" pelas fezes
Enurese	Incapacidade de reter a urina em indivíduo que já deveria ter adquirido o controle vesical

Epigastralgia	Dor em região do epigástrio
Episiotomia	Incisão perineal que facilita a liberação do bebê ao nascimento
Epistaxe	Sangramento nasal
Eructação	Eliminação de gases pela boca (arrotar)
Escotoma	Pontos escuros ou luminosos na visão
Esteatorreia	Presença de gordura nas fezes
Estridor	Respiração ruidosa
Fâneros	Cabelos, pelos e unhas
Flatulência	Eliminação excessiva de gases
Fobia	Medo
Fotofobia	Aversão à luz
Ginecomastia	Aumento benigno da mama masculina
Halitose	Mau hálito
Hematêmese	Vômito de conteúdo sanguinolento
Hematoquezia	Fezes de coloração avermelhada, geralmente por hemorragia digestiva baixa
Hematúria	Urina com sangue
Hemoptise	Eliminação de sangue pela boca
Hipertricose	Aumento de pelos
Hirsutismo	Aumento de pelos sexuais masculinos na mulher
Ilusões	Distorção da percepção de um objeto
Inapetência	Diminuição do apetite
Lipotimia	Perda parcial momentânea da consciência
Melena	Fezes escuras de aspecto "em borra de café", decorrente da eliminação de sangue já coagulado
Menarca	Primeira menstruação
Menopausa	Última menstruação
Mialgia	Dor muscular
Nistagmo	Movimentos involuntários dos olhos
Nictúria	Aumento de eliminação de urina no período noturno em relação ao diurno
Obsessão	É o pensamento de ter deixado de fazer algo importante
Odinofagia	Dor à deglutição
Oligúria	Diminuição da diurese
Onicofagia	Ingestão de unhas

Ortopneia	Dificuldade de respirar em decúbito dorsal, forçando o paciente a sentar-se na beira da cama com os membros inferiores para fora apoiando os membros superiores no colchão para respirar
Otorragia	Eliminação de sangue pelo ouvido
Otorreia	Eliminação de líquido pelo ouvido
Paralisia	Ausência de força muscular
Paresia	Alteração da força muscular
Parestesia	Alteração da sensibilidade, caracterizada por sensação de formigamento ou "agulhadas" em determinada região do corpo
Pirose	Queimação retroesternal
Polaciúria	Micção frequente de pequeno volume de urina
Polifagia	Fome exagerada
Poliúria	Eliminação de grande volume de urina
Priapismo	Ereção peniana persistente
Prurido	Coceira
Regurgitação	Eliminação espontânea pela boca de alimentos ou secreções do estômago
Sexarca	Primeira relação sexual
Sialose ou sialorreia	Secreção salivar excessiva
Sialosquise	Boca seca
Síncope	Perda transitória da consciência
Sudorese	Eliminação excessiva de suor
Tenesmo	Sensação de dor no reto acompanhada de vontade de evacuar e eliminação de pequena quantidade de fezes ou de muco
Tricofagia	Ingestão de cabelo
Vertigem	Sensação de estar girando em torno dos objetos ou dos objetos girando em torno de si
Vômica	Eliminação pela tosse de grande quantidade de secreção purulenta

Bibliografia consultada

- Bickley LS, Szilagyi PG. Bates Propedêutica médica. 8ª ed. Rio de Janeiro: Guanabara Koogan; 2005.
- Porto CC, Porto AL. Semiologia médica. 7ª ed. Rio de Janeiro: Guanabara Koogan; 2014.
- Puccini RF, Hilário MOE. Semiologia da Criança e do Adolescente. Rio de Janeiro: Guanabara Koogan; 2008.
- Ramos Jr J. Semiotécnica da observação clínica. 7ª ed. São Paulo: Sarvier; 1990.